床矯正・矯正治療の手引き

矯正治療もいろいろな治療方法や養生があります。

　患者さんは不正咬合の治療を望みますが、まずなぜ、不正咬合が発症したのかを考えて下さい。すべての疾患(病気)には疾患を発症する、発症させる原因があります。治すことよりまずは発症原因から改善しましょう。**不正咬合は歯槽骨と歯列の不調和から発症します。歯列や歯槽骨に加わる悪習慣による外力、歯槽骨の発育不全が原因です。**

　悪習慣と歯並びには深い関係があります。叢生(そうせい)は口ポカンや猫背など様々な悪習癖、前歯が噛まない開咬は舌を突き出す悪習慣、出っ歯は下顎がさがる習慣や指しゃぶりの悪習慣で起こります。悪習癖は自ら改善するか、床矯正装置で排除することもできます。また、顎の発育不足から発症した叢生は、治療としては抜歯をしてワイヤーを使用し歯を移動、歯列を小さくします。または床矯正装置で歯槽骨の拡大または歯の移動、場合によりワイヤーも併用して治します。叢生は40％発症するといわれ、発症しない60％のグループになるよう**矯正装置の治療以前に早期から歯槽骨を育成することが大切です。**

　一般歯科と小児歯科の違いがわかりますか？　子どもは成長し、身体が変化します。**発育の変化を無視してはいけません。**歯科では乳歯と永久歯の生え変わりで子どもの成長状態を観察します。これを歯牙年齢といいます。生後7~8ヶ月で下顎の前歯が生えてきます。生まれてから前歯が永久歯になるまでの時期を一次成長期といいます。6歳頃になると下顎前歯が永久歯に交換します。一次成長期が終了したので歯が交換したのです。**一時成長期での悪習慣や成長の不足に気づき、改善しましょう。**

　10歳ごろになると犬歯より奥の歯が永久歯に生え変わります。二次成長期がはじまり、身長や身体が大きくなる発育期になったためです。犬歯の生えるスペースがないと八重歯になります。12歳ごろになると一番奥の大臼歯が萌出します。そうなると歯牙年齢も成長も成人の域に達したと考えます。

　さて、いつ治療開始すればいいでしょうか？　どの疾患も放置すれば悪化します。早期発見、早期治療の開始が基本です。保護者がお子さんの口腔に関心がある時期は幼児~小学低学年の時期です。その時期は乳歯列期・混合歯列前期で**治療対象はほぼ前歯部に限定されます。この時期が治療開始のチャンスです。**治療と観察が遅れれば遅れるほど歯列不正は複雑になり、治療も複雑になり、治療期間・装置の数が増えます。

矯正の治療だけでなく、すべての生体の理念ですが…

　ノーベル賞にはノーベル医学賞はなく、ノーベル生理学・医学賞があります。生理学と医学は生体の両輪です。歯列矯正は歯だけを考えているわけではなく、口を使うことで顔の表情筋の活性、変化することも重要だと考えます。**噛むことは1つの動作ではありません。**前歯は噛み切る咬断運動、小臼歯は噛み砕く粉砕運動、大臼歯はすりつぶす臼磨運動の**三相の運動で噛んでいます。**不正咬合は主に前歯部に発症しますから、前歯で咬む咬断運動がとても大切です。早期に不正に気づけば改善できます。咬断運動により、口の周りの口輪筋が活性化し、その結果歯槽骨が発育します。しっかり口を使うことで歯並びだけでなく、良い顔をつくることも大切です。顔貌の改善は5ページに記載しています。

　噛むことで歯列改善した症例を見てみましょう。右下の写真を見てください。**乳歯列の時期は前歯の間に空間があるのが正常な歯列です。**前乳歯間に隙間がありません。乳歯より永久歯のほうが大きいので、このままでは叢生になります。前歯の歯槽骨を発達させる必要があります。10ヶ月の咬断運動で前歯の歯槽骨を育成し、前歯間に間隙ができました。6歳9ヶ月で下顎の永久歯が生え変わり前歯は綺麗に並びました。

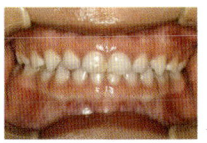

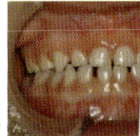

5歳7ヶ月　　5歳10ヶ月

厚生省は、昭和23年に歯科を一般歯科、小児歯科、矯正科（昭和54年）、口腔外科に分けました。
ここから歯科治療の混乱が始まりました。
歯科治療の基本は、口腔外科、補綴（ほてつ）科、保存科の3つの違った治療科目の立場で治療します。
口腔外科治療は、手術をすることを基本としています。補綴治療は、失った歯を人工の歯、材料で補うことを基本としています。保存治療は、できるだけ歯を残すのが基本の考えです。生体のバランスを大切にした治療方法と考えています。
一般歯科の治療も、矯正歯科の治療も、治療目的によって治療方法が異なるのは当然です。
従来の矯正は、口腔外科を基本としています。補綴の立場の矯正治療が審美歯科です。
床矯正による矯正治療は、保存的治療です。どの治療方法が良いかという答えはありません。
いろいろな治療方法を患者さんが選択するべきでしょう。

歯並びの問題は、顎が小さいから歯が並べないことが原因です。**いろいろな立場の治療方法があります。**
現代の矯正治療は口腔外科の考え方が基本となっています。
歯科矯正では歯が並ばなくなったので、右の本に書いてあるように、小さな顎を基準として**歯を抜いて**顎との大きさの調和をはかります。

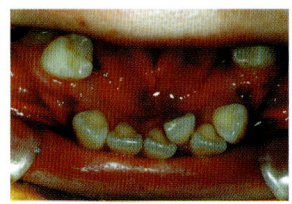

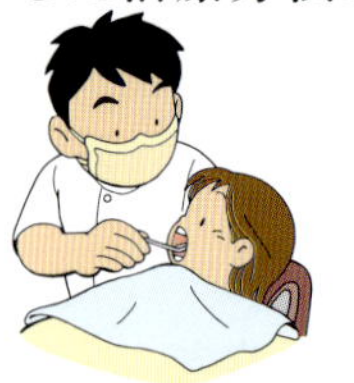

抜歯をすることは子どもに左のような写真の状態を作ることです。
非常に残酷だと思います。
今まで、乳歯の予防歯科にお金と時間を費やして、歯並びが悪いからといって永久歯を抜くことに納得できますか？

補綴の矯正治療では、**歯を削って**、顎と歯のバランスを作ります。補綴の矯正治療が、**審美歯科**です。
治療は早く終了し外観が良くなりますが、健康な歯を削るのは歯科医師としても抵抗があります。写真のケースは、「出っ歯」を人工の歯で形態だけ修正しました。

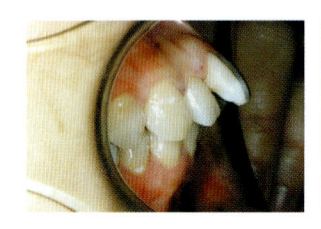

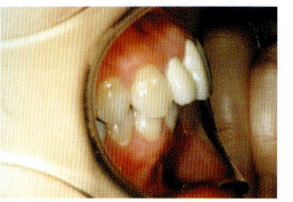

「出っ歯」の歯（左）を削って、さし歯にしました（右）。

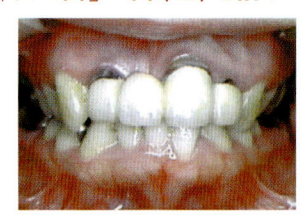

歯科医師も技工士も一生懸命に補綴物を製作したと思いますが、治療後の管理が悪いと結果的に再度つくり変えることになってしまうでしょう。歯は、一度削ると元には戻りません。

保存の立場の矯正治療では、歯を抜くのではなく、**顎が小さく歯が並ぶことができないならば、萎縮した顎を拡大して正しい顎の大きさに戻して、歯の移動をおこないます。**
顎を拡大する装置を「可撤式床矯正装置（かてつしき・しょうきょうせい）」といいます。
入れ歯を「床」と呼びます。床装置は入れ歯と同じで、簡単に取り外しができます。床装置は入れ歯に組込まれたネジを拡げることで入れ歯が拡がり、その刺激で、顎を拡げたり、歯を動かす装置と考えて下さい。

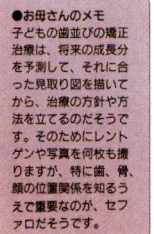

4本も歯を抜かなければならない！
1年目 6月20日（42日目）

この間撮ったレントゲンや歯型を見せてもらいました。レントゲンでおもしろかったのはセファロというもので、骸骨の上にクモの巣みたいな線が引いてあって、歯の形やあごの骨がどうなっているかがわかるようになっていました。自分の骸骨を見るのは初めてだったので、ちょっとヘンな気分……。
そして、私の歯並びと同じように、八重歯が出ていたり、前歯がデコボコしています。横から見ると前歯だけでなく、奥歯もうまくかみ合っていないことがわかりました。
このあと、先生が、治療の方法や期間について説明してくれましたが、第一小臼歯（しょうきゅうし）という歯を4本も抜かなければならない、といわれてビックリ！
だって、むし歯でもないのに歯を抜くなんて絶対いやだもの。お母さんも心配そうに「どうしてですか？」と質問していました。
すると先生は、こう答えてくれました。私の歯はきちんとはえるスペースがないために、デコボコになっているので、このままだと歯を正しい位置へ移動させたくても、全部の歯が並びきらないんですって。だから上下4本の第一小臼歯を抜いてスペースをつくるのだそうです。
これできれいな歯並びになるのなら、歯を抜くことも我慢しなきゃ。歯を抜くのは初めての経験だけど、麻酔をしてくれるから怖くないし……。歯を抜くのは横山先生のところでやってもらうんだよ、といわれました。

●お母さんのメモ
子どもの歯並びの矯正治療は、将来の成長分を予測して、それに合った見取り図を描いてから、治療の方針や方法を立てるのだそうです。そのためにレントゲンや写真を何枚も撮りますが、特に歯、骨、顔の位置関係を知るうえで重要なのが、"セファロ"だそうです。

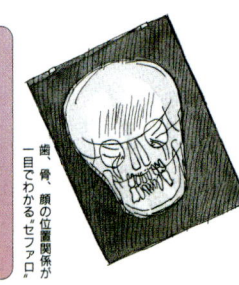

歯、骨、顔の位置関係が一目でわかる"歯型"
白い石膏でできた歯型

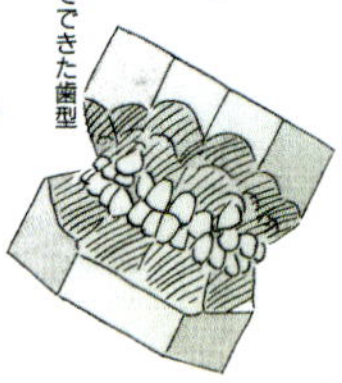

△日本歯科大学 矯正学元教授 石川晴夫著『強い歯の子に育てる本』より引用

矯正専門医で治療していた患者さんから治療継続の依頼がありました。初診時の模型と治療途中の写真です。

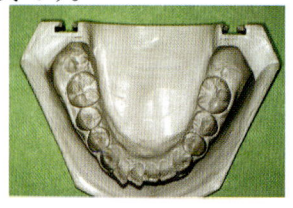

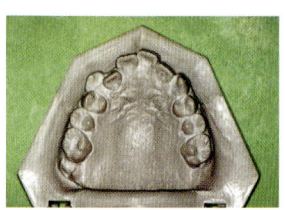

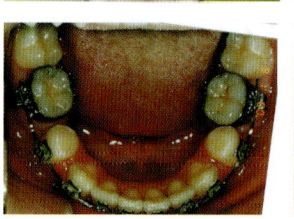

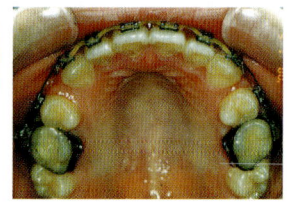

抜歯が必要なケースもありますが、現実はこの程度でも抜歯します。
保存的立場ではあまりにもかわいそうです。

抜歯矯正と非抜歯矯正による影響を考えましょう!!

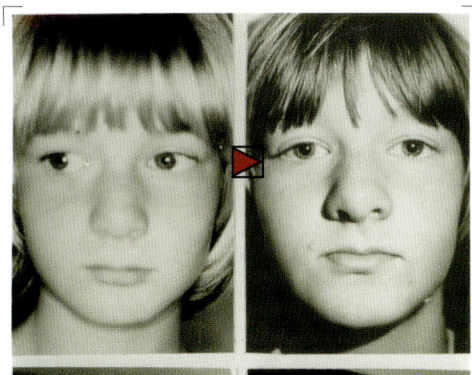

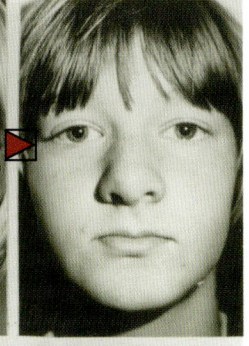

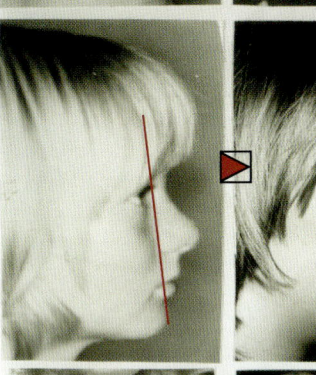

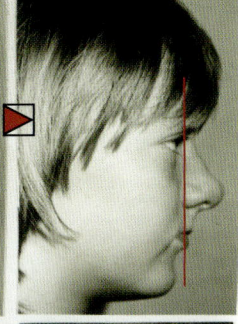

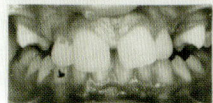

以下の写真はイギリスの矯正医Dr.MEW（ミュウ）の文献を引用しました。

3頁上下段 2症例・4頁上段左症例
7頁下段 2症例・9頁 2症例

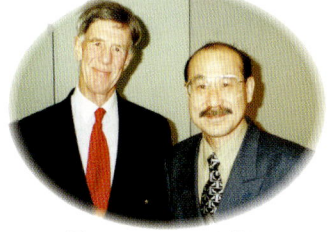

△Dr. JOHN MEWと著者

左の写真は同一の女子の経時的な顔貌の変化です。

左は10才半の顔貌で、右が12才の時の顔貌です。彼女は10才半の時、矯正治療のため抜歯しました。

顔貌を比較すると、12才になった横顔は下の顎が、明らかに後退しています。顔が平坦になり、貧弱になりました。

正面から顔貌を見ると、下唇が突出し、口元が貧相になり目尻も下がっています。

貧弱な顔貌に発育したのは、抜歯による影響です。すべての症例が、抜歯によりこのような経過をたどるとは限りませんが、顔の成長が終了する以前の咬む刺激は減少します。咬む刺激の減少による顎の未発育の可能性は否定できません。

大切なことは『矯正治療』が顔貌に悪影響を与えたのではなく、『抜歯』が、その後の顔貌の発育に悪影響を与えたのです。

特に、抜歯は不可逆的な治療であり、後戻りはできません。『抜歯による治療法』は慎重に選択すべき治療法です。

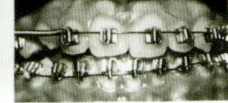

AGE 10½ AGE 12

成長期に歯を抜けばその影響が大きいのは当然です。矯正専門医も歯を抜くことは良いとは考えていません。歯並びが悪いのは、遺伝であると言う考え方もあります。それは学問としての1つの考え方です。私は機能の影響と考えています。歯列の形態のみを矯正するよりも歯を正しく使うことを考えるべきです。

下の写真は一卵生双生児の13才から38才までの顔貌の変化です。なぜ二人の顔は違った成長をしたのでしょうか？

左側のアンは矯正治療のため抜歯しました。
右側のジェーンは矯正を嫌がり、抜歯しませんでした。
13才のアンとジェーンはとてもよく似ていますが38才の二人の顔貌は顎、頬、目尻と大きく変わってしまいました。一卵生双生児の二人の顔が似ていません。なぜでしょうか？

歯を抜けば口の機能は低下します。その結果、顔の骨の発育が抑制されます。顔貌の正しい発育と育成が大切です。歯並びだけ良くなれば良いのでしょうか？

『矯正治療を必要とする顎』の多くは劣成長で、顎が小さく、歯の生えるスペースが不足することにより歯列不正になったのです。抜歯することにより、『咬む刺激』がさらに減少して、顎の成長・発育が妨げられます。その結果、顔貌は劣成長になる危険を持っています。「うちは、お父さんが出っ歯だから。」「うちの子は、むし歯になりやすいから。」と遺伝に責任を押しつけていませんか？

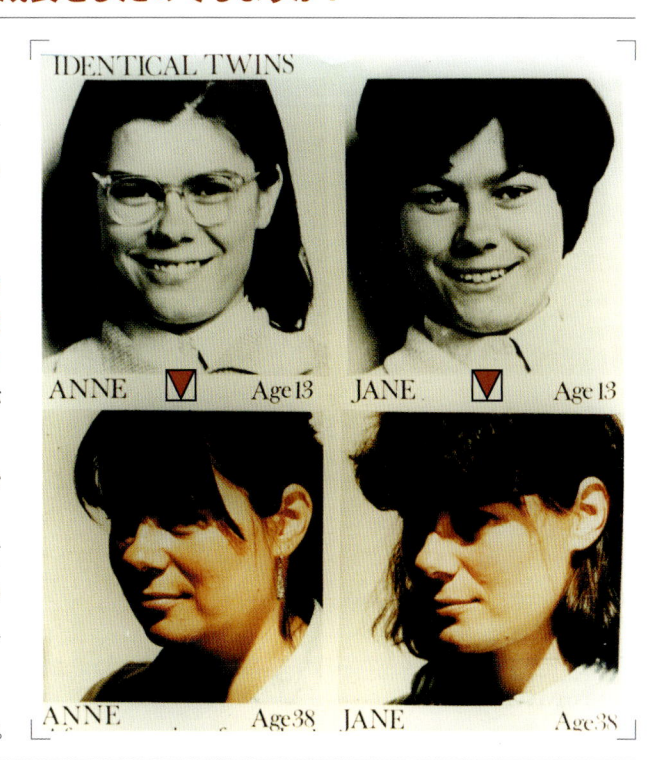

IDENTICAL TWINS
ANNE Age 13 JANE Age 13
ANNE Age 38 JANE Age 38

＊Dr.MEWの許可をいただいて写真を掲載しています。

矯正によって顔が変わる?!

顔貌の成長が完成する前に抜歯をすることは危険だとDr.MEWは警鐘しています。たいへん大切な問題です。歯列の矯正は顔貌の矯正でもあります。
単純に歯を並びかえるだけの問題ではありません。

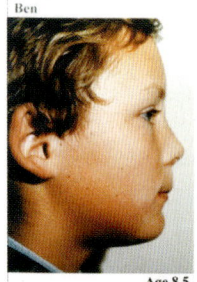

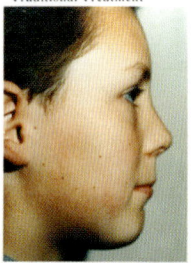

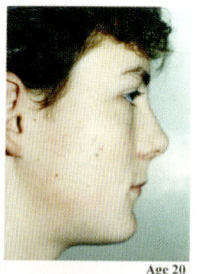

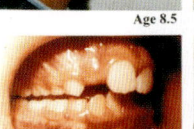

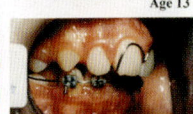

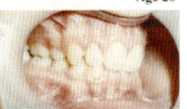

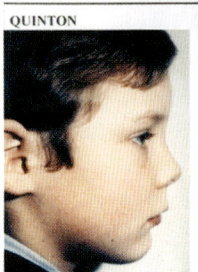

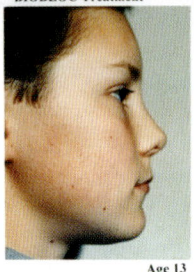

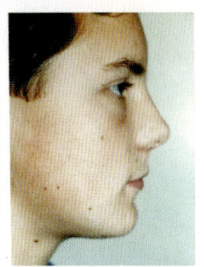

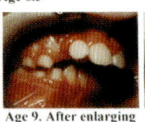

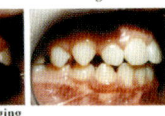

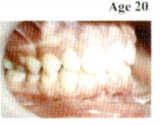

二人の男の子は一卵生双生児です。
13才の成長期に上段のBENは抜歯による矯正治療をしました。下段のQUINTONは抜歯をせずに床矯正の治療をしました。歯並びは二人ともきれいになりましたが、BENの横顔は平坦です。二人の顔はまったく違った成長をしました。なぜなら顎骨の発育が異なったからです。それは、顔貌の変化が語っています。

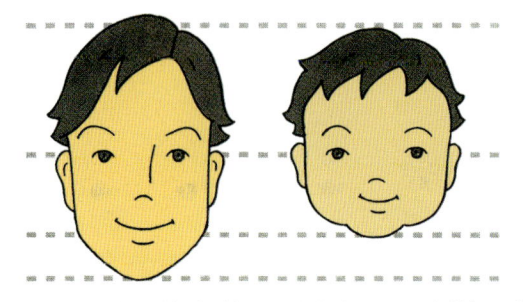

子どもは、大人の縮小型ではありません。上顎が発育することで、大人の顔になるのです。咬むことで上顎骨の発育に必要な刺激を与えることが必要です。
上顎の骨が正しく育成したその結果として「良い顔貌」に成長するのです。骨の成長が終了してからでは顔貌の改善も期待できなくなります。

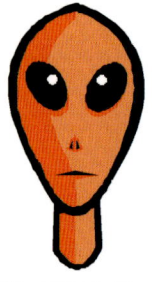

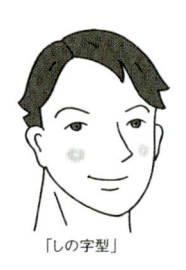

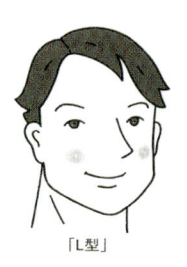

下顎の形は「しの字型」ですか?
それとも「L字型」ですか?
最近は、「しょうゆ顔」「ソース顔」ともいわれてます。
下顎の細い子どもが増えてます。
人類学者は、100年後の子どもたちの顔は、下顎が細くなり、宇宙人のような顔貌に変化すると予測しています。
下顎の角度に変化が起こっています。
咬む筋肉が弱ければ、筋肉に付着している骨も発育することができません。

下の写真の女の子の口元の形が違います。

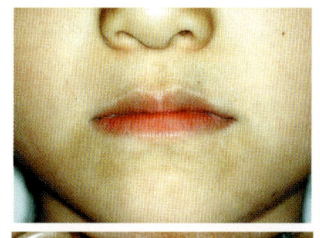

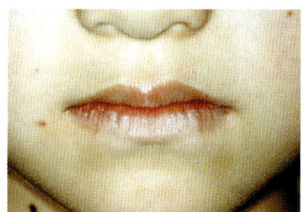

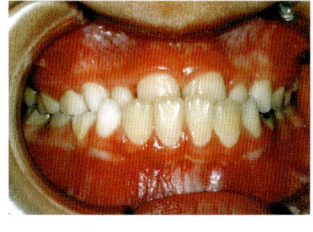

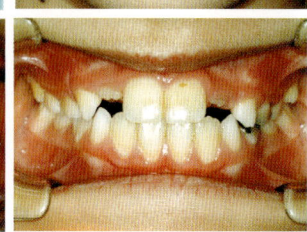

歯並びだけを考えると咬み合わせが逆になっている反対咬合で、しかし歯だけの問題ではありません。上顎が萎縮した結果として、反対咬合になっているのです。萎縮した顔は上顎骨を萎縮させて唇の形まで変えてしまいます。矯正治療は歯を治すだけではなく顔貌の育成に大きく関与しています。
頭は頭蓋(とうがい)と呼ばれ、脳を守る神経頭蓋と顔をつくる顔面頭蓋に分かれています。
神経頭蓋は、あまり成長しませんが、顔面神経は大人になるにつれて大きく変化します。顔面頭蓋の70%は上顎骨です。
咬む刺激で、上顎骨をいかに正しくは発育させるかで、一生の顔の形が決まってしまいます。

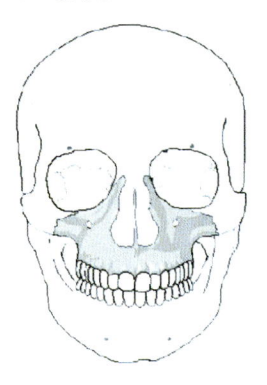

からだには、無駄な器官は何ひとつないはずです。その器官がバランスを保って生体のネットワークを作り、それぞれの器官が最大限機能的に働いて、生命を維持し、活性化しているのです。
歯が並ばないからといって歯を抜けば、この生体のバランスを崩すことになります。
歯が並べないのは、顎が萎縮しているからです。つまり、顔が萎縮しているのです。萎縮している顎では、顔の発育に必要な刺激は得られません。
顎を歯が並べる正しい大きさに戻して、咬む機能を取り戻し、本来の「良い顔」に育成しましょう。

どちらの顔がいいですか？ 歯並びの問題は、顔の問題です。

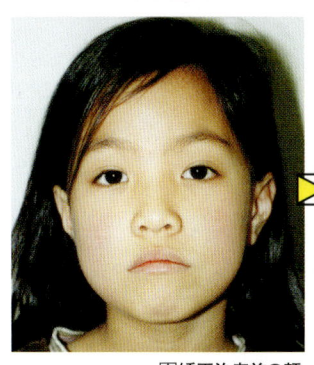

△矯正治療前の顔 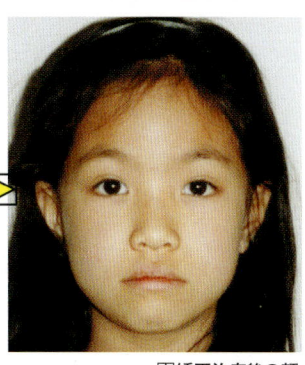　　△矯正治療後の顔

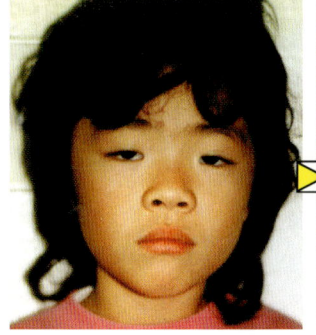

△矯正治療前の顔 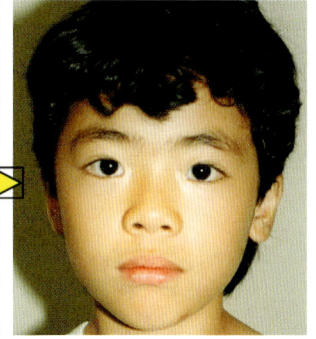　　△矯正治療後の顔

治療前の顔は口が「への字」をしています。目も垂れていますし、目の下にシワがあり、鼻の穴も見えます。
治療後の顔は、すっかり別人のようにかわいい顔になりました。なぜでしょう。咬むことは筋肉を使います。
上顎の骨の発育と表情筋の活性がなければ、目が垂れたり、目の下にシワができるのは当然です。食べるときに前歯を使わず、普段口を閉じていなければ、口の周囲の口輪筋は弱くなります。前歯で咬むことは口輪筋を使います。唇は口輪筋の上に乗っているので、口輪筋の活性化により口元や唇の形が変わります。
治療前の顔が、この女の子の顔なのでしょうか？
いいえ、治療後の顔が、この女の子の本来の顔です。
歯並び・咬み合わせが悪く、骨と筋肉が発育不足なために、左の写真のような顔に変化してしまったのです。
歯並びと咬み合わせを治療して正しく咬むことで、上顎の骨に刺激が加わり、骨が育成され、口元の口輪筋を正しく使用することにより、顔の表情筋が活性化し正しく発達し、本来の顔に戻ったのです。
歯並びの問題は、顔の問題に関係しているのです。
歯を使うことが一番大切です。

治療前の顔と治療後の顔の変化です。

どちらの顔が…と聞くまでもありません。
治療後の顔が、この子の本来の顔です。
歯並びと顔は関係ないと思ってるお母さんがほとんどです。歯並びだけではここまでの変化は起こりません。
歯を正しく使うことで、顔に変化が起こるのです。
毎日の食事で食べ物をしっかり咬む刺激が、上顎の骨の発育に変化を起こし、顔は「良い顔」になっていくのです。ただし上顎の骨の発育が終了してしまったら、これほどの治療結果は期待できません。
女の子は、男の子より骨の成長が早く終了するので、できたら10才、遅くても12才までに治療を終了させましょう。
童謡「赤とんぼ」の歌詞では「15で姉やは嫁にいき」と歌っています。15才の女の子は現代の日本社会では子どもですが、生理学的には立派な成人です。
発育を考えた矯正治療が大切です。
15才以降の治療開始では、歯並びだけを改善するための矯正治療になってしまいます。
歯科医師は、歯だけ治療しているのではありません。
「より良い顔」を育成することも治療目的の一つです。

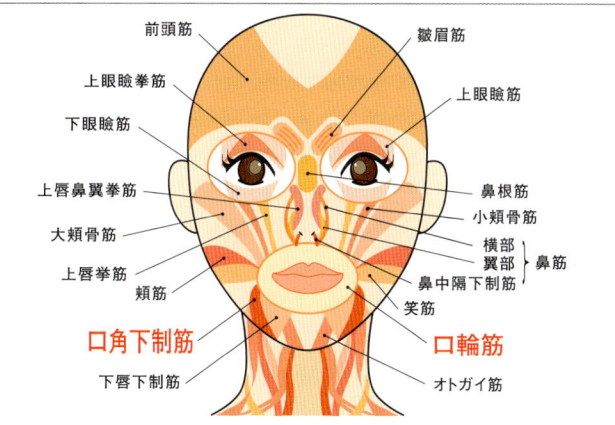

前頭筋　皺眉筋
上眼瞼挙筋　上眼瞼筋
下眼瞼筋
上唇鼻翼挙筋　鼻根筋
大頬骨筋　小頬骨筋
上唇挙筋　横部 翼部 }鼻筋
頬筋　鼻中隔下制筋
笑筋
口角下制筋　**口輪筋**
下唇下制筋　オトガイ筋

表情筋の多くは口輪筋に関与しています。
口輪筋が弱ければ表情筋のバランスが崩れます。
表情筋のバランスが崩れれば「良い顔」にはなれません。

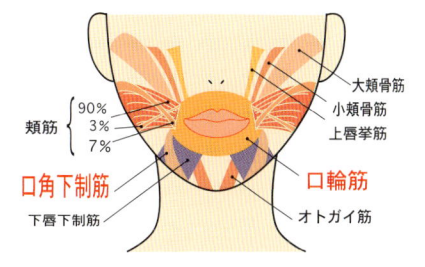

大頬骨筋　小頬骨筋　上唇挙筋
頬筋 {90% 3% 7%
口角下制筋　**口輪筋**
下唇下制筋　オトガイ筋

口輪筋をよく使っていると唇の形は良くなります。
唇の形と活動量は密接に関与しています。

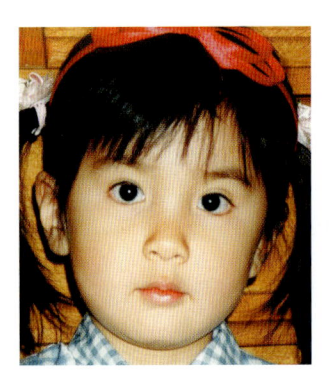

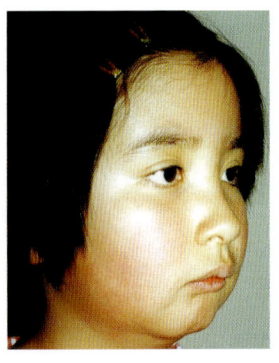

この女の子に何が起こったのでしょうか？

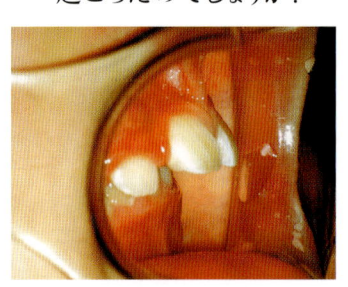

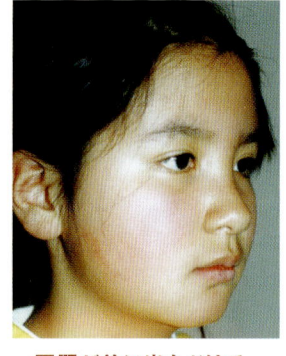

下顎が前に出ただけで顔がきれいに変わります。

お母さんが「前はきれいな口元だったのですが」と来院されました。幼児期の写真をお持ちしていただきました。上唇はキューピットの弓の形をしたきれいな口元のお嬢さんです。

「出っ歯」になったのでしょうか？ 歯並びだけを見ると「出っ歯」に見えますが、**下顎が後退しているのです。アングルの2級（7ページ参照）の状態**です。試しに下顎を前に出すだけで、かわいい顔に戻ります。顎の位置は生まれつきではありません。

上顎の歯を抜いて、歯並びだけ矯正すれば、上顎が後退して貧相な顔貌になってしまうでしょう。

お母さんのお話では、夜寝る前に本を読む習慣ができたので、お母さんは目を悪くしないようにと、読書灯を用意したそうです。その頃から枕に顎を乗せて本を読むようになったそうです。考えるとその頃から顔が変わってきたとおっしゃっていました。ちょっとした悪習慣が顔を変えてしまいます。

**歯並びを治したので、かわいい顔になったのではありません。
本来この子どもたちは、もともとかわいい顔だったのです。歯を正しく使えなかったので、顔が変化したのです。**

どちらの顔がいいですか？

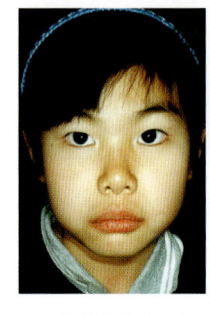

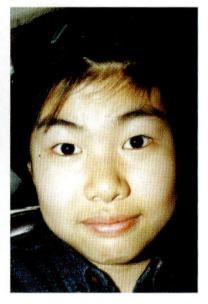

このお嬢さんは、本来右側の顔だったのです。下あごが後退したことにより、左側のように顔が変わってしまったのです。
矯正治療は歯並びだけの問題ではありません。

治療の開始はいつが最適でしょうか？

矯正治療において、12〜15才からの治療開始がもっともいいといわれるのは、抜く歯（第一小臼歯・前から数えて犬歯の次の歯）が生えてくるからです。この歯は、10才半〜11才頃生えてきます。つまり、抜く歯が生えるのを待っているのです。歯が並ばない小さな顎に歯並びをそろえるのは当医院としては納得できません。人間の器官に無駄はありません。歯を抜くことで、全身のバランスを崩す危険もありますし、特に子どもの場合は咬む刺激が減少することにより、顔の改善は期待できなくなるでしょう。

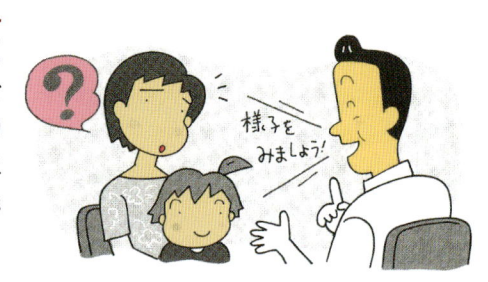

人の顔は、2回の発育する徒競走の時期があります。

人間の顔の発育は、2回あります。1回目は、生まれてから6才までですから、生まれてから6才までのお子さんの顔は毎年変化します。でも小学生の間はあまり顔つきは変わりません。歯が並べない顎は、1回目の顔の発育の徒競走に負けたのです。この時期の顎の発育が不良だったので、歯が並べない顎になり、顎が萎縮していたのです。11才になる小学校5年生から顔が再び変化します。6才までに正しく発育できなかった顔を10才までに治して11才からの徒競走には自分の力で発育させるのが大切だと話しています。次の発育の開始は、11才からです。女子は14才ごろ発育が終了してしまいます。

治療の目的は、歯が並べばいいのではありません。良い顔に発育するための正しい咬む刺激が必要なのです。発育不足の顎を10才までに機械的に治療して、11才以降は自分の咬む刺激で『良い顔』を作ることが矯正治療の目的と考えています。歯並びの問題は単純に顎と歯だけの問題だけではありません。

一生の顔の形に関わる大切な問題です。治療開始は「おかしい」と感じた時が治療の時期です。様子を見ていたら、発育不足の萎縮した顔のままです。特に女の子は約14才で発育が終了してしまう子もいます。「おかしい」と感じたら、様子を見ていないで早期に治療を開始しましょう。

歯列不正は	1　歯と顎の大きさのアンバランスからおこります。
	2　歯が正しい位置に生えられない、舌や唇などの悪習慣による外力が原因でおこります。
	3　上下の顎がずれていることからもおこります。

上顎と下顎の前後のずれを検査しましょう。顎の位置で、顔の形が大きく変わってしまいます。上顎は動きませんが、下顎は前後左右に動くのです。

矯正医のDr.アングルは、上下の顎の前後関係を3つに分類しました。
上顎と下顎の関係を6才臼歯〔第一大臼歯〕の前後関係で判断します。
下顎第一大臼歯が上顎の第一大臼歯より、少し前に位置するのが正しい咬み合わせです。

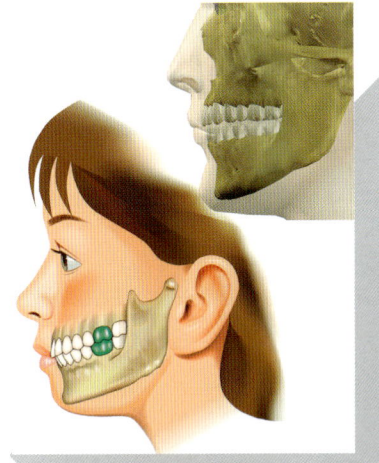

△1級 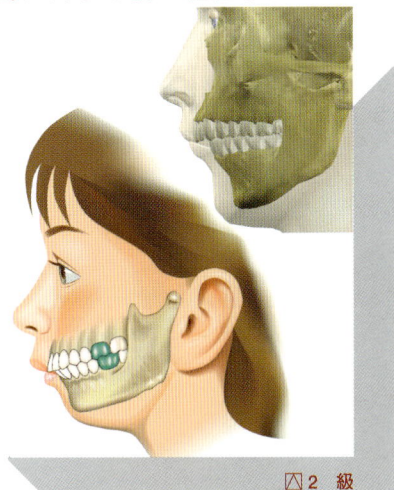　　　　　△2級 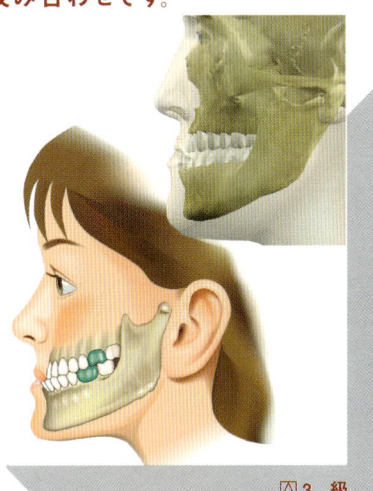　　　　　△3級

アングルの分類

1級 = 正常な上下の顎の関係です。
2級 = 下顎が後に後退しています。見た目には「出っ歯」にも見えます。
3級 = 下顎が前に出ています。「受け口」と呼ばれる反対咬合です。

下顎の位置で顔貌は大きく変わります。

顎の位置を正す治療によって顔・唇が大きく変わります。
一生の顔に関わる大切な問題です。子どもでいる期間より成人でいる期間のほうが長いのです。
子どものことだから、子どもは関心がないからと言った一時的な問題ではありません。
特に3級に分類される下顎の前突は、放置すれば将来顎を切断する外科手術しか治療方法がないという可能性も出てきます。歯並びだけの単純な問題ではありません。2級に分類される下顎の後退は、下顎の引っ込んだ鳥様顔貌と呼ばれる顔に発育してしまいます。

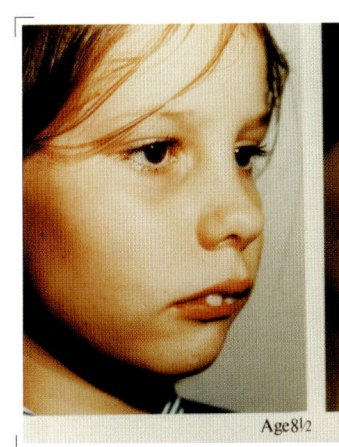

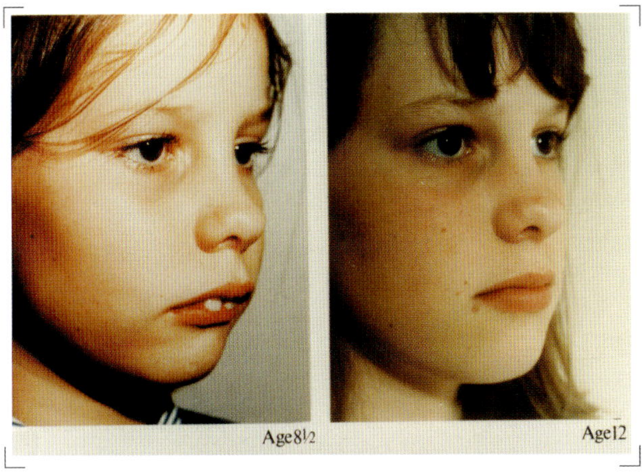

Age8½　　　Age12　　　　　　　　AGE 8　　　AGE 11

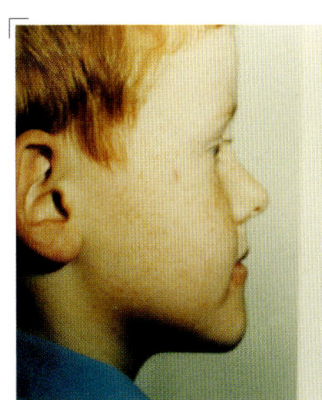

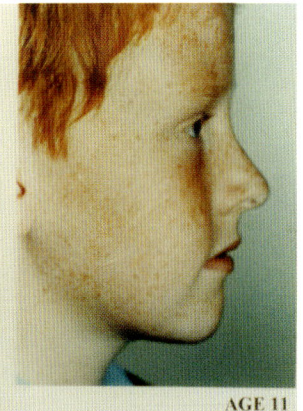

△2級の患者さんの治療前後の変化　　　△3級の患者さんの治療前後の変化

歯並びを治したことで、顎の形、口元、目の大きさなど顔貌が大きく変化した様子が写真からもわかります。

ちょっとした悪習慣が結果的にとんでもないことになります。

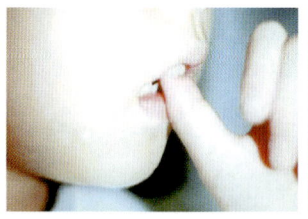

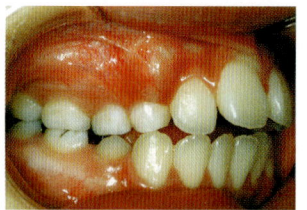

指を咬めば、前歯は「出っ歯」になります。

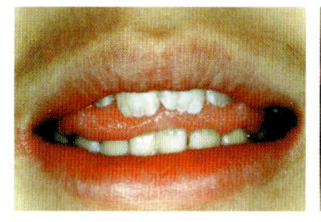

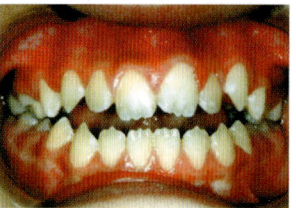

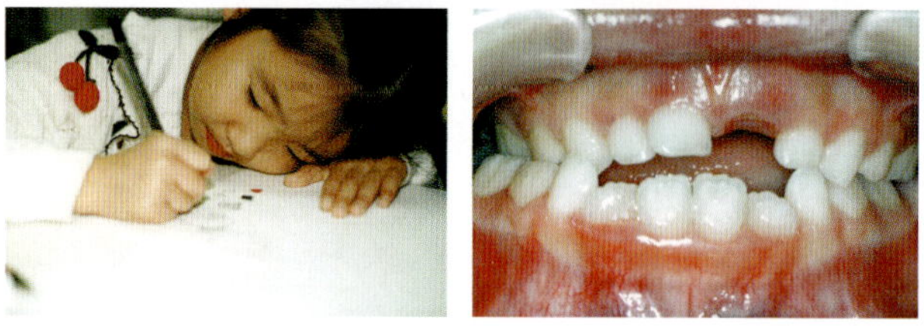

下顎を押しつけています。
臼歯の咬み合わせが反対になってしまいました。
このままでは、顔も曲がって成長します。

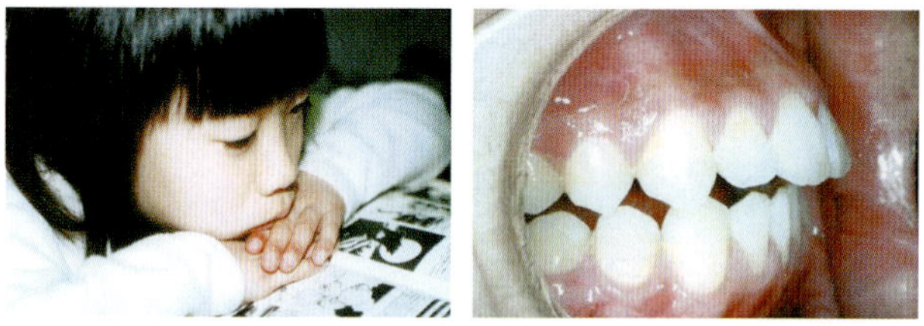

舌を咬むだけで前歯が閉じなくなります。

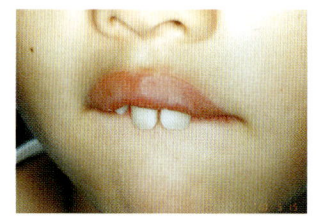

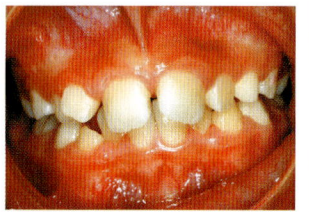

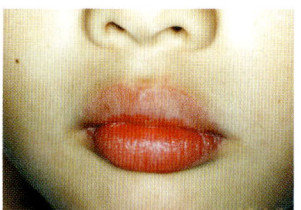

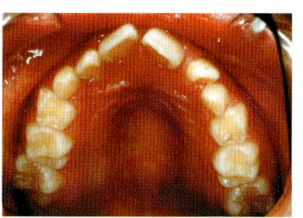

下顎を押しつけて本を読んでいます。下顎が後退してしまいました。

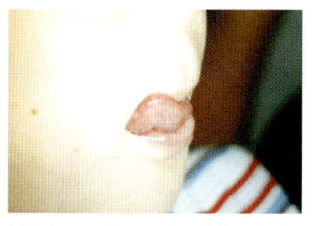

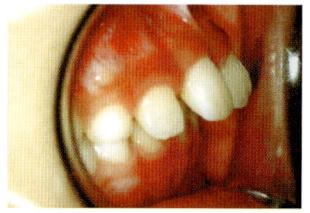

唇をなめるだけで歯は「出っ歯」になりました。

唇は硬いですか？唇の力だけで、歯は「出っ歯」になりました。

頭の重さは赤ちゃんと同じ3Kgの重さあります。
悪習慣でいつも顎に1/3の重さが加わっていれば1Kgの力がかかることになり、顎が変形するのは当然です。

顔は左右対称ですか？比較して下さい。観察が大切です。

ワイヤーで歯を動かします。
この時の歯に加わる力は90gの力です。
ちょっとした力で歯は移動し顎は変形します。

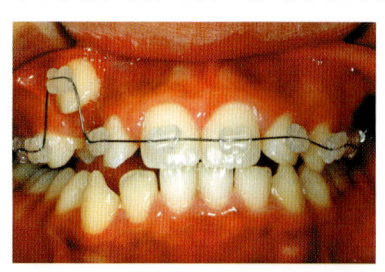

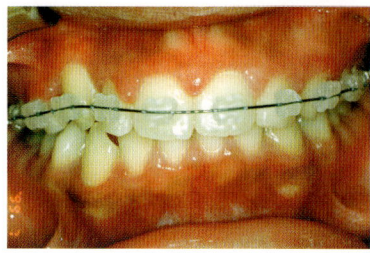

顔のチェックをしてみましょう。

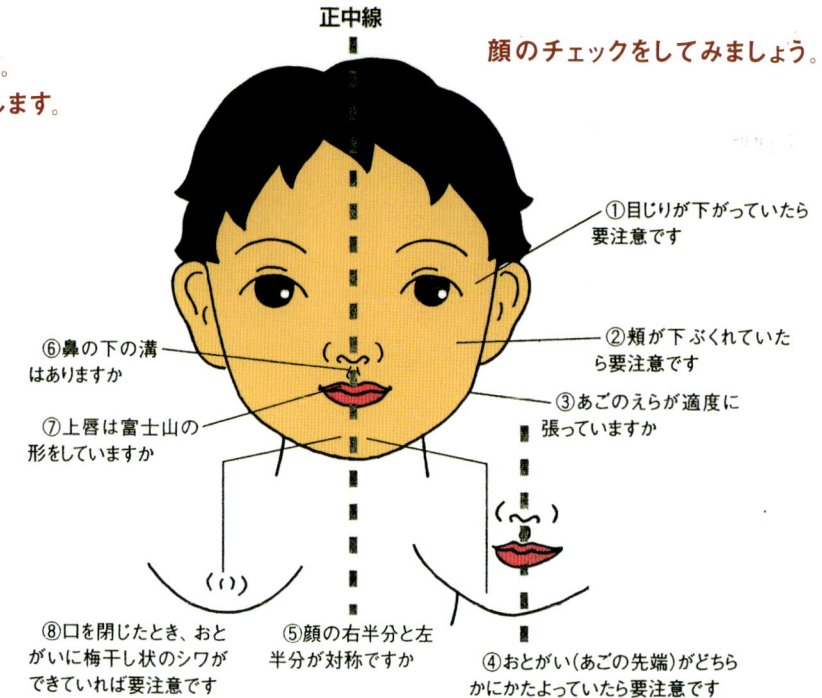

正中線

①目じりが下がっていたら要注意です

②頬が下ぶくれていたら要注意です

③あごのえらが適度に張っていますか

⑥鼻の下の溝はありますか

⑦上唇は富士山の形をしていますか

⑧口を閉じたとき、おとがいに梅干し状のシワができていれば要注意です

⑤顔の右半分と左半分が対称ですか

④おとがい（あごの先端）がどちらかにかたよっていたら要注意です

正しい歯並びになるには口の正しい姿勢と運動機能が必要です。

なぜ、歯並びが悪くなったかを考える必要があります。12ページの写真のように口の筋肉の正しい働きによって、歯は正しい位置に並びます。
歯が正常に並ばない理由は、口の周囲の筋肉〔口の姿勢〕の悪い働きと、顎の発育不足です。
口の姿勢の善し悪しは、顔の外観からの観察、口を開いているか、舌の位置でわかります。

口をいつも開けていると下の写真のように顔が下方向に成長して、取り返しのつかないことになります。

下の写真は、二人の姉妹です。上段の写真のサマンサが姉で、下段の写真は妹のケリーです。
二人は成長して全然違う顔になりました。なぜでしょう？
そうです。口を開けていたか、閉じていたかの違いです。
子どもの時の悪習慣やちょっとした油断が、一生の顔を決めてしまいます。

SAMANTHA who was unable to learn to keep her mouth shut
成長前 AGE 8 / 成長後 AGE 15

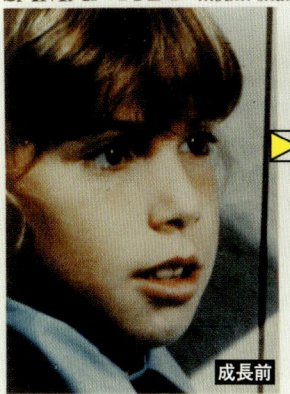

KELLY who learned to keep her mouth shut
成長前 AGE 7 / 成長後 AGE 11
They both had the same treatment

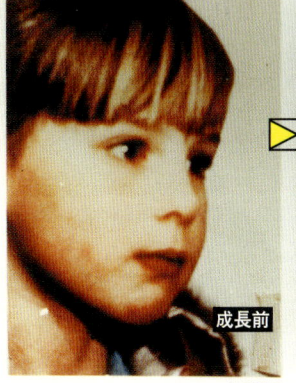

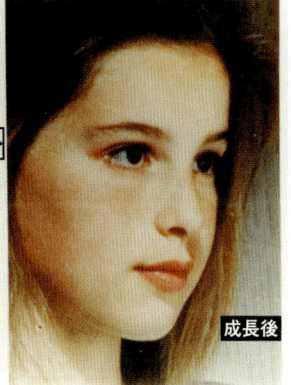

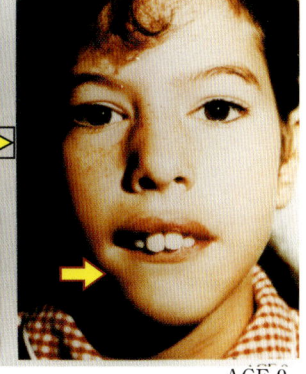

LOUISA No treatment AGE 6 / Before treatment AGE 9

上の写真のルイーザに何が起こったのでしょうか？
原因は、口を開いていたためです。口元の筋肉〔口輪筋〕が発育せず、唇が厚くなりました。
下顎が下の方に成長しました。
左の上段の写真のサマンサも同じです。口元が、だらしなくなっています。

口を閉じること［リップシール］が一番大切です。
一生の顔の形に関わる大切な問題です。
一時期の悪習慣が取りかえしのつかない結果になります。口元がきれいではありません。

左の上段の写真のサマンサは、いつも口を開いていました。口を閉じる訓練も熱心ではありませんでした。その結果、口元がきれいに成長せず、口を閉じると下顎の先に梅干しのようなしわがありました。
左の下段の写真の妹のケリーは、いつも口を閉じていました。11才になってとてもきれいな口元に成長しました。

どちらの顔に発育するのかは本人の意志次第です。鼻が悪いなら…早く耳鼻科の先生に診てもらいましょう。

口を開けている習慣をやめましょう。言い訳をしても、「良い顔」には育成されません。
発育途中の子どもの時期に「良い顔」の育成をしましょう。
矯正治療の基本はまず、口を閉じることです。
子どものちょっとした悪習慣が「一生の顔」を決定してしまいます。

口を開いていると、顔がくずれますよ!!

口を開いていると、口の周囲の筋肉［口輪筋］が弱くなります。通常2キロの力が1キロ以下しかありません。力の減少を補うために下顎の先端のオトガイ筋が働きます。過剰なオトガイ筋の働きは、下顎が前方に発育するのを抑制し、下顎を後退させます。

悪い筋肉の作用は、歯並びだけでなく口の形や、顎・頬の骨の形のバランスを崩し、立体感のない平坦な顔に成長させます。

笑うと歯肉の見える人がいますが、これは上顎が正常に成長できず、下方向に発育した結果です。

「鼻が悪いので、うちの子は口を開けています。」と言うお母さんがいます。それは、言い訳にすぎません。開口〔下の写真のように自然な状態で口を開いている状態〕は「笑うと上の歯肉が見える」「下顎が引っ込んで顎がない」など一生の顔貌の問題です。常に「口を閉じる」ことを意識し、食事は、口輪筋・表情筋を使った『前歯で咬む食べ方』を意識的に行いましょう。日常生活が治療です。

唇を閉じるリップシールが一番大切です。成長期に崩れた骨の形態は、生涯変わりません。特に女の子は、男の子より成長が止まるのが早く、女の子の成長は、14才で上顎の成長はほぼ完成してしまいます。

舌と唇の力のバランスが崩れると…

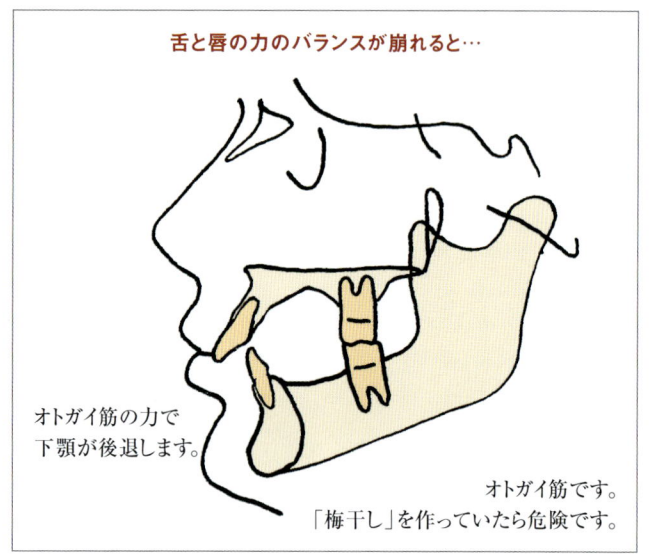

オトガイ筋の力で下顎が後退します。

オトガイ筋です。「梅干し」を作っていたら危険です。

唇を常に閉じている自覚が大切です。

きれいな唇の形〔リップライン〕が大切です。良い形の唇は、顔貌が良い方向に成長しているしるしです。特に、口呼吸は本人が自覚していない場合が多いので、家族の観察と注意が大切です。装置での改善もできますが、無意識下の筋肉の運動を矯正しますから、装置の使用は、患者さん自身の「顔の形も良くなりたい!」と強く希望する気持ちと本人の意志が必要です。

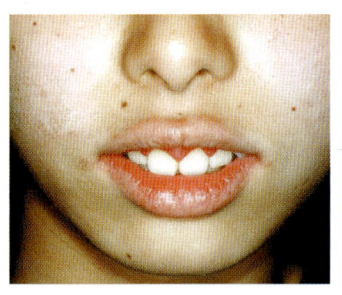

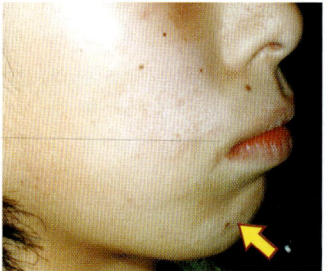

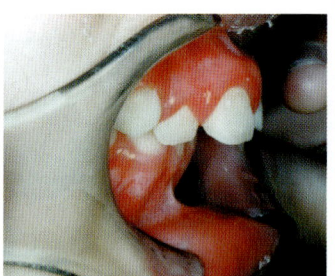

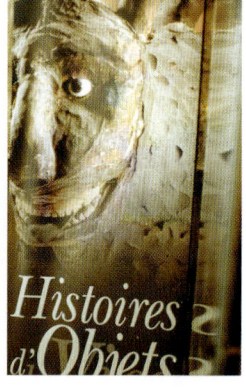

矯正治療の目的は『歯並びだけではありません。歯を正しく機能させて『良い顔』に育成することです。顔は下方向に発育ではなく、前方向に発育させましょう。

頭が後退し、上顎、下顎を下方向に発育させてはいけません。

右図の点線矢印は、反対咬合にもなります。日常の姿勢、行動が、結果として顔の発育に大きく関与してきます。下方向に発育すると醜くなります。

立体感のある顔になるために前方に育成しましょう。笑うと歯肉が見える〔ガムスマイル〕は、上顎が下方向に成長したためです。

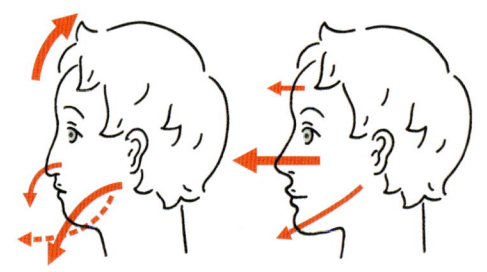

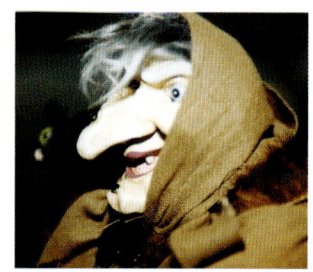

魔女は顔が前方ではなく下方向に成長しています。

日常の生活の姿勢をチェックしましょう。

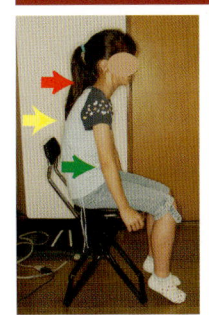

足が床に付いていないので、姿勢が猫背になっています。

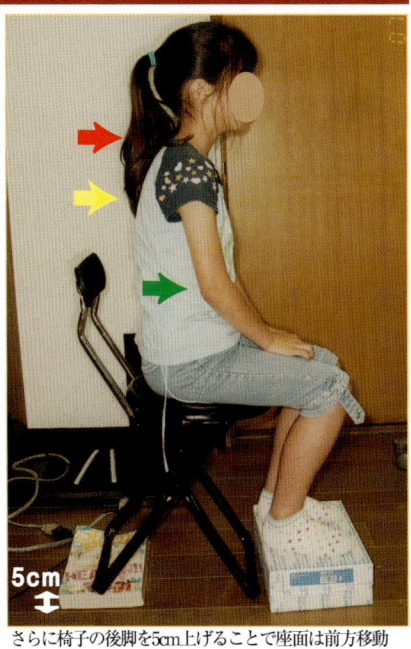

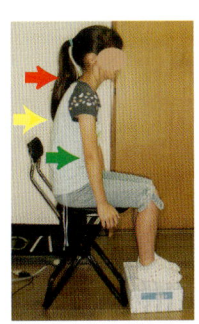

踏み台をするだけで猫背の姿勢はよくなりました。

5cm

さらに椅子の後脚を5cm上げることで座面は前方移動しました。（座面が前方傾斜している椅子もあります）その結果、自分で姿勢を修正しています。
患者さんは、この方が座りやすいことを実感します。上体が前傾することにより、頭と頸、手の位置が矢印の様に変わりました。

日常の生活の姿勢をチェックしましょう。

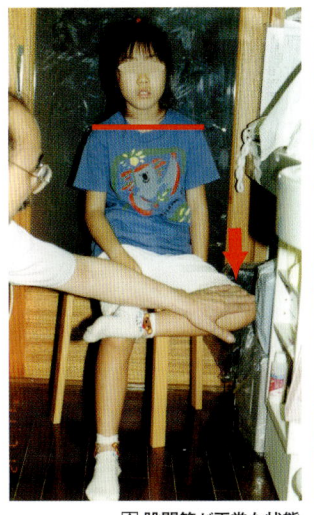

☒ 股関節が正常な状態 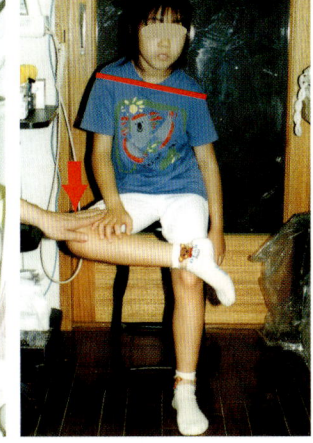　　☒ 股関節に問題がある状態

イスに軽く腰掛けます。足の先を反対側の膝にのせて、膝を軽く下に押してみます。
股関節に問題がなければ体は傾きません。
左の膝を押すと体は傾きません。しかし、右の膝を押すと体は傾きました。上の写真の女の子の場合、右の股関節に問題があります。

日々の姿勢の影響を考えましょう。

現在の家庭において、子どもたちの生活は従来の日本の生活様式から変化しつつあります。欧米のイス、テーブルでの生活様式が日本に入り込んできてはいますが、まだ、日本人の実際の生活様式には溶け込んでいないので、日常生活に無理が生じます。その結果、自然と猫背の姿勢になってしまいます。ちょっとした生活環境からからだの成長が抑制されてしまいます。椅子の座面を前方傾斜させるだけで猫背の姿勢は修正されます。

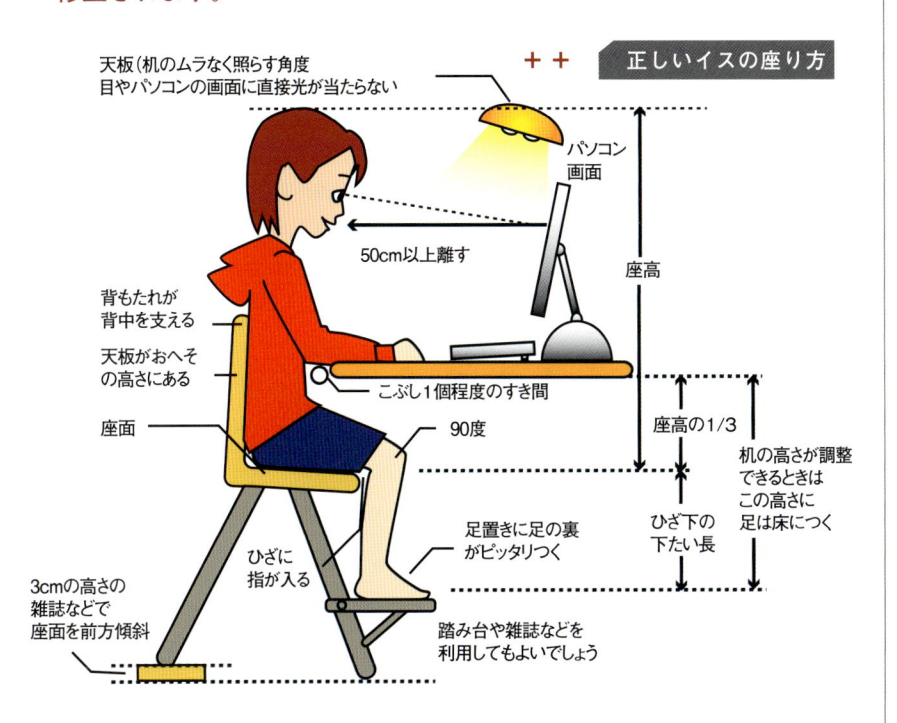

歯並びの問題は、咬む力を顎に正しく刺激として与え、顎を育成するだけではありません。
日常の姿勢、環境を正すことが大切です。
テレビゲームに熱中して、おばあちゃん座りをして、前屈みで猫背姿勢を何時間も続けていれば、バランスのとれた発育は望めません。猫背になると頭が前に傾斜します〔→〕。すると呼吸がしにくいので、上顎が前方に移動し〔→〕、頭を後に反らせます〔→〕。
頭のバランスを保つために下顎が後退します〔→〕。その結果、下顎の発育を抑制し、前方に発育すべき顔を下方に発育させてしまいます。
不規則で、だらしない生活は、からだの発育にも決して良い結果は与えません。歯列不正の問題は、現代生活のアンバランスの結果とも言えるでしょう。バランスのとれた食生活、生活環境を考えてみましょう。

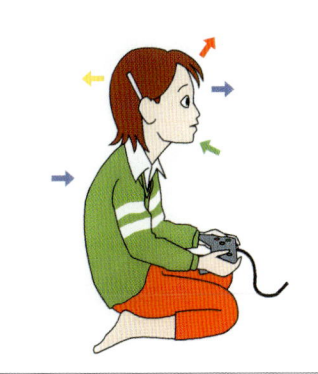

正しいイスの座り方

- 天板（机のムラなく照らす角度　目やパソコンの画面に直接光が当たらない）
- パソコン画面
- 50cm以上離す
- 座高
- 背もたれが背中を支える
- 天板がおへその高さにある
- こぶし1個程度のすき間
- 座面
- 90度
- 座高の1/3
- ひざ下の下たい長
- 机の高さが調整できるときはこの高さに足は床につく
- ひざに指が入る
- 足置きに足の裏がピッタリつく
- 3cmの高さの雑誌などで座面を前方傾斜
- 踏み台や雑誌などを利用してもよいでしょう

正しく口が機能していれば、顎は正しい大きさに成長します。
正しく口が機能していれば、歯は自然と正しい位置に並びます。

患児のお母さんが、下の永久歯が乳歯の後ろから生えてきたとビックリした顔で来院しました。左下の写真は6才児の下顎前歯の写真です。少しも心配はいりません。永久歯の入るスペースがあれば、乳歯の抜歯後、永久歯は自然と歯列の中に並びます。なぜ歯はきれいに並ぶのでしょうか？それは、舌の力が、後ろに生えてきた永久歯を正しい位置に動かすからです。

歯科矯正治療は、歯科医師が歯を機械的に移動させる治療ばかりではありません。口の機能が正しく働くと、歯は自然と正しい位置に並びます。自分の持っている免疫能力で、歯を自分の力で矯正するバイオセラピー〔生物学的機能療法〕が大切です。歯科医師の機械的治療だけに頼ってはいけません。自己能力を高めることが最大かつ最良の治療法です。

歯科医師は、歯列不正と判断しますが、その歯列不正は、患者さんの機能からみると自然の状態です。口腔機能の改善も矯正治療です。形態だけを機械的に移動しても、機能が伴わなければ不正な機能により形態は元に戻ってしまいます。歯科矯正治療は、機械的治療法と生物学的機能療法の2つの治療方法の組み合わせです。

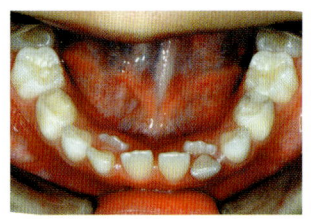

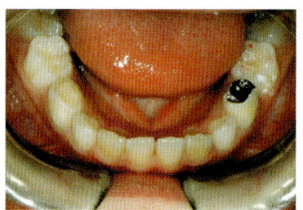

歯並びの問題は、口の筋肉の働きなどが悪くて正しい位置に並べない問題と、咬む刺激が不足して、十分に発育できず萎縮した顎の問題との二つの機能の問題です。
ダーウィンの「進化論」は、形態は機能によって変化すると述べています。

下の大臼歯は内側、上の大臼歯は外側に生えてきます。しっかりしり咬めば舌筋が外側に、頬筋が内側に歯を移動します。

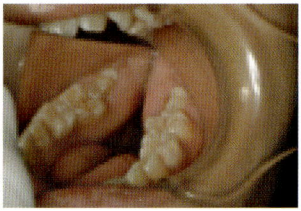

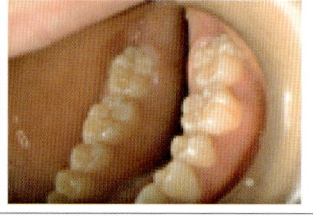

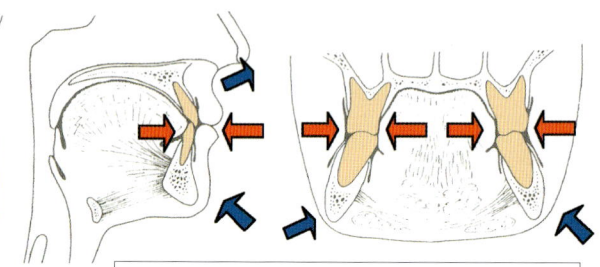

➡ は正しい力を示しています。
➡ は指しゃぶりなどのまちがった力の作用を示しています。

歯は ➡ の力のバランスのとれた場所に並びます。食事をする際に頬側に食べ物が流れ込まないのは、頬の筋肉が歯を押しているからです。➡ の力は、舌の筋肉、頬の筋肉、口の周りの筋肉（口輪筋）の自然の働きからです。この筋肉が正しく働いていれば、歯と顎に働く筋肉のバランスは取れます。
まちがった力が働けば、当然、歯はまちがった方向に並びます。
顎の大きさと歯並びを作るのは、咬む力です。

歯並びの問題は、口の機能障害によるものです。機能を治すように心がけましょう。
歯並びは歯科医師が治せても、機能は治すのは患者さん自身にしかできません。

訓練により唇の形も変わります。

唇は「口輪筋」という口の周囲の筋肉の上に乗っています（5ページの図参照）。
口輪筋が使われていないと筋肉が緊張せず、唇の形がはっきりしなくなったり、唇の厚みが増して、だらしない形になります。
左の写真の上唇は、富士山の山型がありません。口を閉じる訓練と前歯を使うことで右の写真のように上唇の形が変わります。
成人の患者さんは骨格の変化はあまり期待できませんが、訓練による唇の形の変化は可能ですから、唇の形を気にしている人は訓練をしてみましょう。

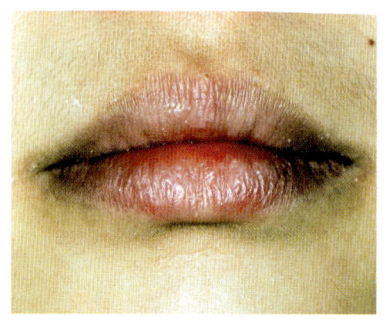

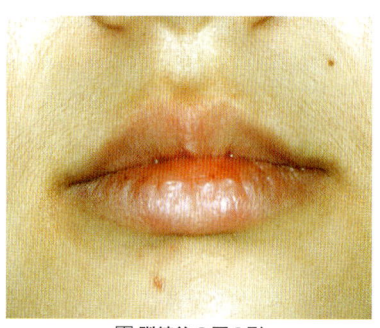

◁ 訓練前の唇の形　　◁ 訓練後の唇の形

咬むことを考えましょう！

+ 今日、何を食べましたか？
+ どこの歯で咬みましたか？
+ どのように咬みましたか？

そんなことは誰も考えずに食事をしています。
では、咬む指示をどこが出しているのでしょうか？
それは、**歯根膜**です。
歯根膜を活性化しましょう。

歯は咬むだけの道具でしょうか？

咬んだ刺激は、歯を通して歯根膜に伝わります。
歯根膜は最小5ミクロンの厚さの違いから咬んだ食べ物の種類を判断して、咬み方や飲み込む時期を指示します。
歯根膜は、口の感覚器官です。
歯根膜が指示した咬む運動〔咀嚼運動〕は、咬む筋肉、舌の筋肉、顔の筋肉、首の筋肉を協調させます。
この運動は、歯根膜・咬筋反射と呼ばれ、無意識に運動する中枢系の反射運動です。
そして口の開閉運動は、リズミカルな連鎖反応です。
咬むことは、顎の骨を発育させる刺激になるほか唇・頬などの顔の筋肉を変化させます。
矯正治療を必要とする患者さんの多くは咬む力が10kg以下で「咬む機構」を会得していません。
咬むことは歯根膜に刺激を与えることになります。
今まで咬んでいなかった歯根膜に刺激を与えて、無意識に口のどこでも咬むことができる中枢反射を獲得すべきです。
歯は咬むためにあるのですから、正しく咬む機能を獲得することで、歯は正しい位置に並ぶようになります。
自己の能力を高めましょう。

咬むことは肥満を防止します。

脳に満腹中枢があることは、ご存知かと思います。
7分間以上咬むことで、満腹中枢は刺激を受け始めます。
そして、15分から30分咬むことで、満腹感を感じ始めます。つまり、7分以内の食事は、栄養面では満たされていても、頭にまだ空腹感が残り、目が食べ物を欲してしまいます。
学生時代に男子生徒は、よく早弁をしたものです。1時間目と2時間目の休憩時間に急いでお弁当を食べてしまったものです。昼食用のお弁当ですから、ボリュームは十分なはずです。しかし、急いで食べるので、またお昼にも、通常の昼食をとります。これでは、カロリー過大になるのも、当然です。
早食いの子どもに肥満が多いのは、同じ理由からです。

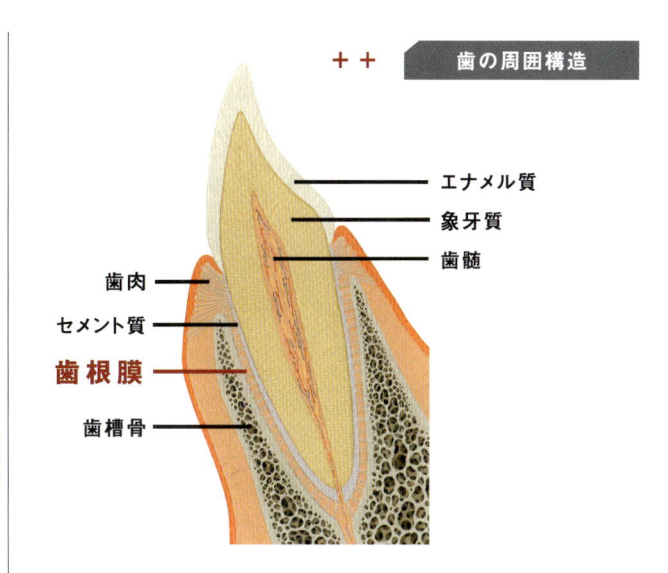

歯の周囲構造

- エナメル質
- 象牙質
- 歯肉
- 歯髄
- セメント質
- **歯根膜**
- 歯槽骨

歯根膜は歯を正しい位置に誘導します。

歯は、機械的に力を加えれば移動します。矯正治療はメカニック的治療だけではなく、歯に正しい咬む機能を獲得することで、**上顎骨も発育し、歯はさらに安定した位置に移動します。**
生物学的免疫能力で、生体の与えられた形態に修正されます。

食事の環境の変化や咀嚼訓練で咬む機能が高まると左下の写真の状態から右下の写真の状態に**歯並びは自己変化します。**

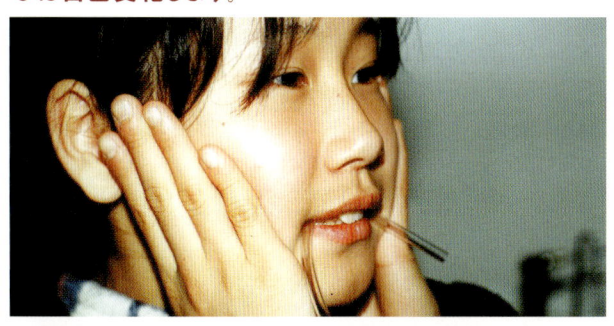

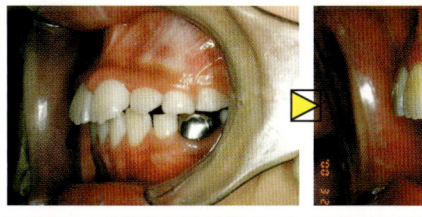

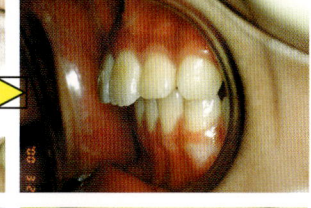

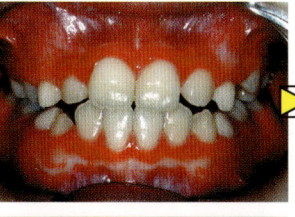

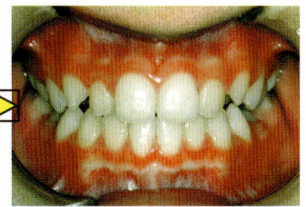

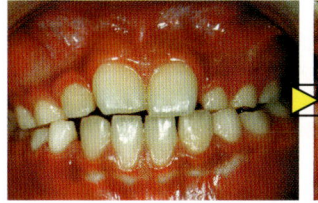

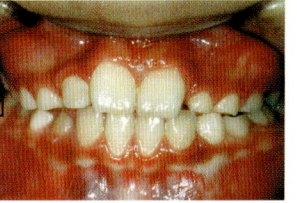

どのように咬んでいるかを調べましょう。

『オクルーザー』という検査機器で、コンピュータ解析をおこないます。
咬む力、左右・前後などの咬むバランス、咬む面積などを検査します。

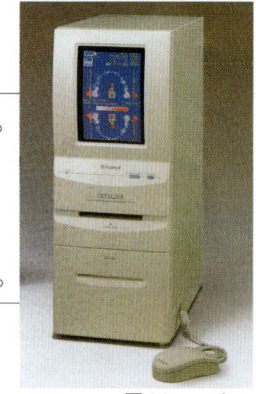

咬合力	子どもで200N［ニュートン］成人で300N以上の咬む力があります。 重力による落下定数0.098をかけるとKgに換算できます。 **子どもで約20Kg、成人で30Kgの咬む力が必要です。** （小学校6年生の女子の握力は、平均16Kgの力があります） 矯正治療を必要な患者さんの咬合力は、ほとんど10Kg以下です。
平均咬合圧力	咬みつぶす圧力です。単位はMPa［メガパスカル］です。 1MPaで10Kgの圧力です。 子どもも成人も5〜7MPaで咬んでいます。
左右の咬合バランス	正常の人は、左右真ん中にあります。 左右の差が10％以上の差があると身体が傾いたり、 肩凝りなどの不定愁訴［ふていしゅうそ］の原因になります。
前後の咬合バランス	正常の場合は、第二小臼歯と第一大臼歯の間にあります。 前から数えて5番目と6番目の歯です。 **問題のある多くの患者さんは、奥の歯だけで咬んでいます。** **その結果、下顎が後方に後退して、アングルの2級の咬み合わせになる原因になります。** 奥歯だけで咬んでいると、奥歯に負担がかかり、咬合性外傷をおこして、 歯周病を併発して、早期に歯が抜けてしまいます。

△オクルーザー

矯正治療は、歯がきれいに並べばいいのではありません。歯が正しく機能していなくてはなりません。矯正治療の終了時に初診時の状態と比較して、正しい咬む機能が得られれば、矯正治療が終了します。もし、正しい機能が得られなければ、不正な力で咬む歯は、元の位置に戻ってしまう〔後戻り〕可能性があります。咬む機能を把握することが大切です。

咬むことは筋肉を使うことです。顔貌の筋肉が不活性化すれば顔貌が変化をします。

上段症例は、7歳の女の子です。顔貌が左側に曲がっています。
口輪筋が均等に動いていないからです。口輪筋を活性化させ、均等に動くように訓練しました。
1年で顔貌は均等になりました。
下段症例は、13歳の男の子です。口元が左側に曲がっています。
この子も口輪筋の不活性で口が曲がっているのです。
口輪筋を活性化すれば改善できます。
軟組織ですから、成人でも顔貌は改善できます。

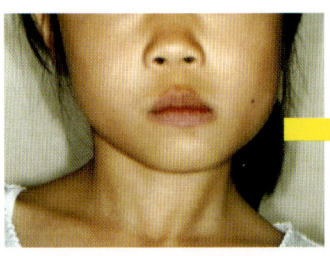

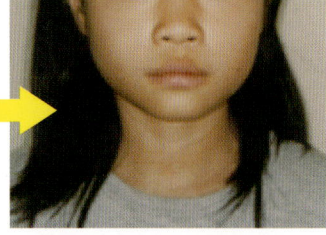

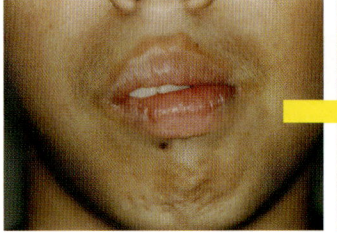

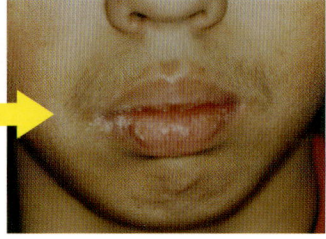

とじろーくんでの練習が効果的です。

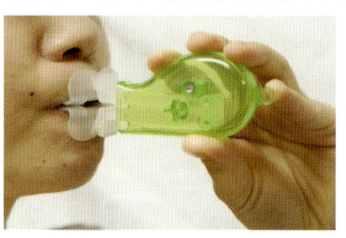

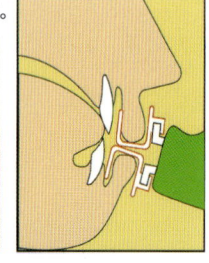

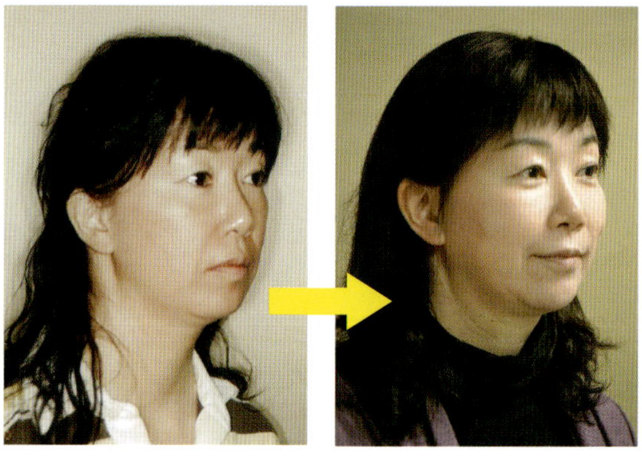

片咬みをチェックしましょう。

歯並びを治して咬む訓練をしました。

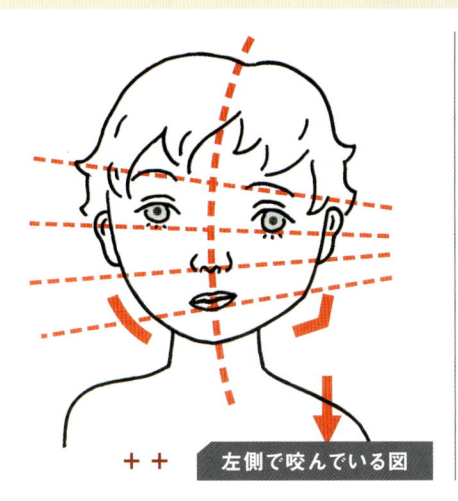

左側で咬んでいる図

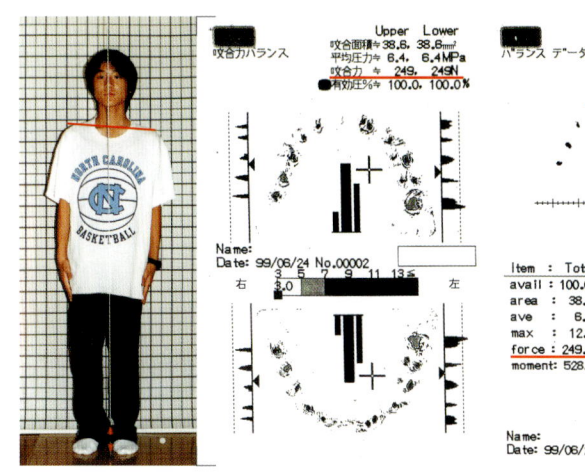

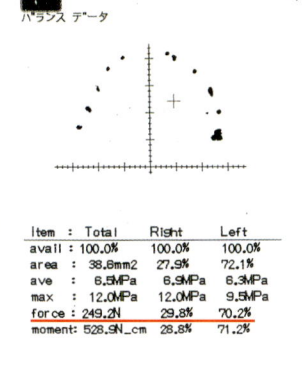

咬み合わせが左右対称になり、体の傾きも治りました。

咬む力は約24KgW（249N）で左右差が約40％あり、左に傾いています。チューブを右側で1日5分、2回咬む訓練をします。咀嚼訓練後、咬む力は約41KgW（412N）に改善され左右の咬むバランスの差も約4％に縮小されました。その結果、右の写真のように体の傾きも改善されました。

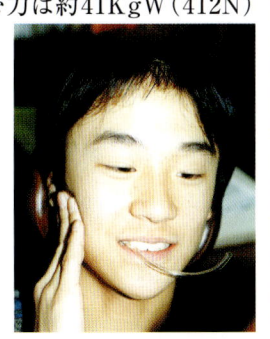

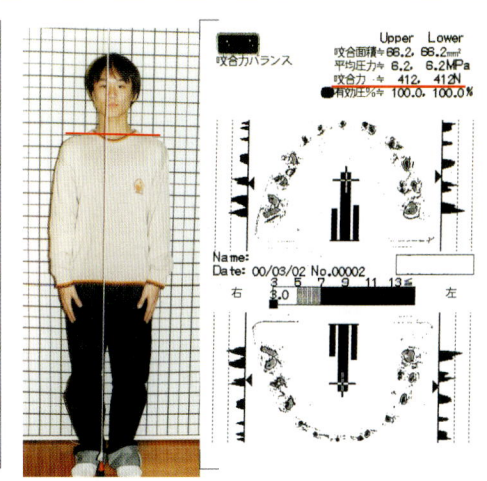

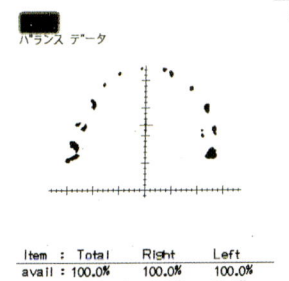

奥歯だけで咬んでいませんか？

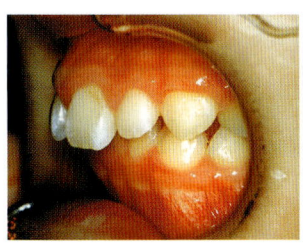

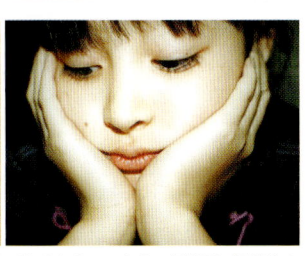

下顎が後退しています。大臼歯だけで咬む習慣と頬杖をつく悪習癖が原因で、下顎が後退したと思われます。

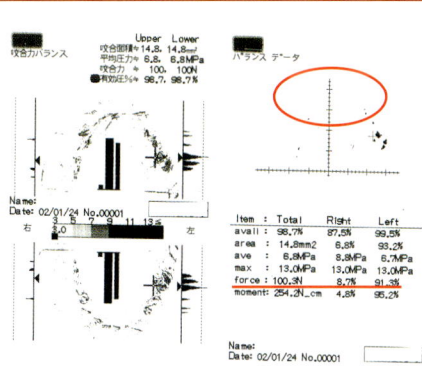

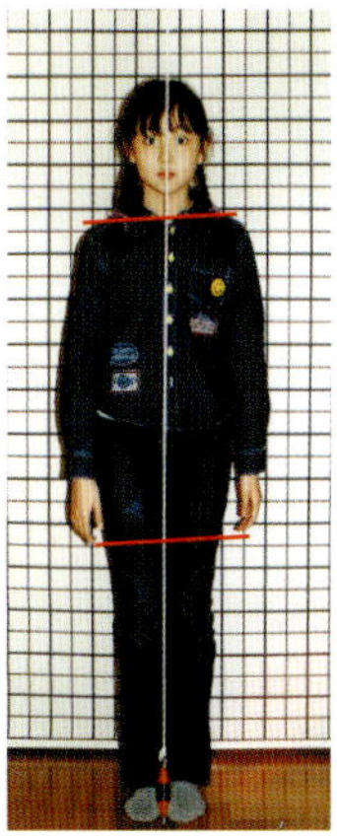

左側だけで咬んでいますが右の肩が下がっています。奥咬みで、前歯を使っていません。

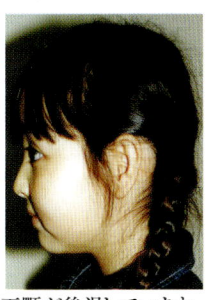

下顎が後退しています。 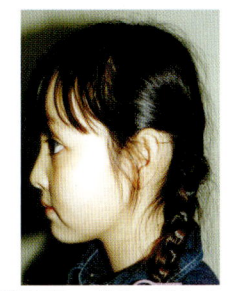　下顎が正しい位置で咬んでいます。

試しに下顎の位置を前に出すだけで横顔の形が変わってしまいます。

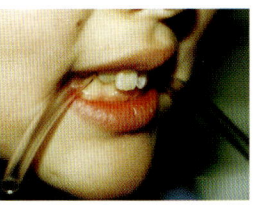

通常は片咬みの強い方に体が傾きますが、咬合力が弱い場合には体重バランスなどの影響により、反対の結果になるケースもあります。

大臼歯だけで、クチャクチャ食べていると下顎が後退します。チューブを小臼歯で咬む訓練で、下顎は正しい位置に戻ります。

咬むことの影響を考えましょう。

顎の大きさや咬合に問題があれば…

上顎の歯の根は、鼻の下の骨に埋もれています。歯の根は、歯の見えている部分【歯冠】の2倍の長さがあります。咬まなければ上顎の骨は発育しません。顔を作っているのは、上顎の骨です。よく咬まなければ、上顎の骨が発育できず、良い顔に発育できません。口の部屋が狭ければ鼻の部屋も狭くなります。酸素の取り込み量、鼻づまりがおこって当然です。上顎が拡がれば【鼻づまり】が解消しても不思議ではありません。歯が並べない顎は、舌・頬・唇の筋肉や顎関節の動きのバランスに不調和を起こしています。**顎は14本の歯が並ぶスペースが必要です。**見た目の歯並びよりも、**口腔が機能できる正しい口腔のバランスを考えましょう。**

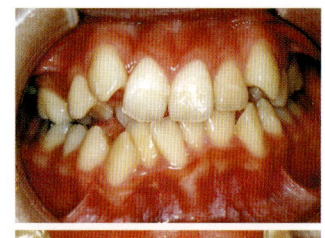

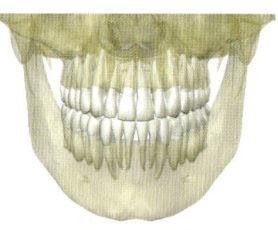

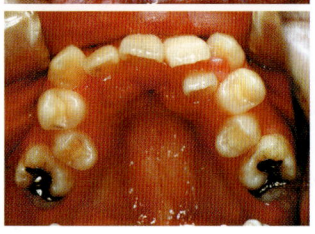

この顎の大きさでいいのでしょうか？

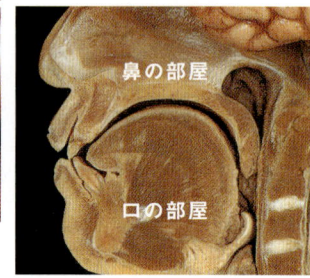

鼻の部屋
口の部屋

オクルーザーで咬む機能を調べてみましょう。咬む力は、約2KgW〔20N〕の力しかありません。その結果、上顎の骨が萎縮してしまいました。横顔を見ても、顔が未発達なのがわかります。単に、歯並びだけを治すのではありません。口の機能を回復して、「良い顔」にするのが治療目的です。

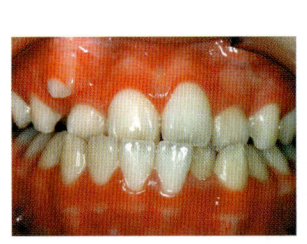

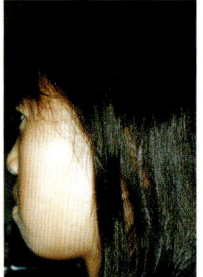

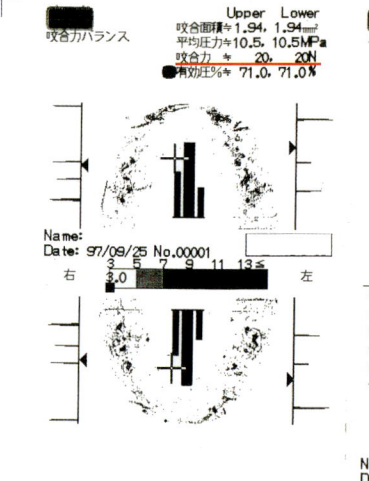

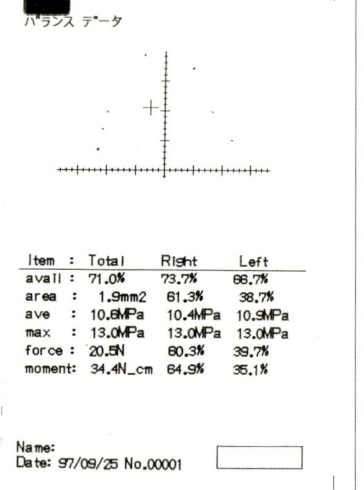

咬合に問題がある場合は、咀嚼訓練と舌の訓練をしましょう。

1.器具を使用する	咬む筋肉・歯根膜反射の活性…エアーチューブなど
	舌筋・口輪筋・頬筋の訓練…筋トレーニング、クリップの訓練、あげろーくんなど
2.食事による訓練	食事の環境の改善➡お茶や水などでの流しこむ食事の中止
	調理法と食材の改善➡食材は大きく、おにぎりなど手づかみで食べる

咬むことは前歯部での咬断運動、小臼歯の粉砕運動、大臼歯での臼磨運動であることを意識してください。
咬んだ食塊を移動させるのは舌筋、頬筋です。
舌筋の力が低下すると飲み込む嚥下機能が低下します。
4歳の幼児がブドウを誤嚥して、窒息した例もあります。舌を上顎に付けると舌先しか付けられない子もいます。舌圧が低下していからです。舌圧が低下していると口腔の力のバランスが崩れ叢生等などの不正咬合の原因となります。口を閉じると舌が口蓋に接しているのが正しい舌の位置（姿勢位）です。乳幼児でも舌背は口蓋に接しています。舌圧が正常になれば舌口蓋に付けられるようになります。

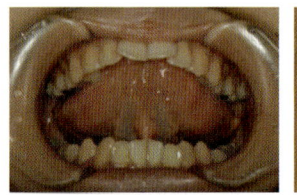

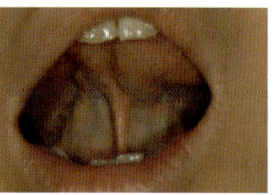

舌を上顎に付けた時舌が上顎全体につきますか

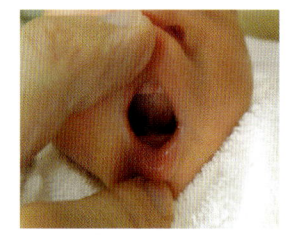

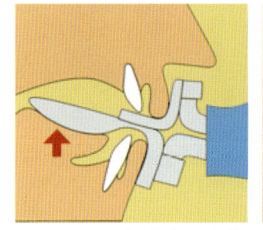

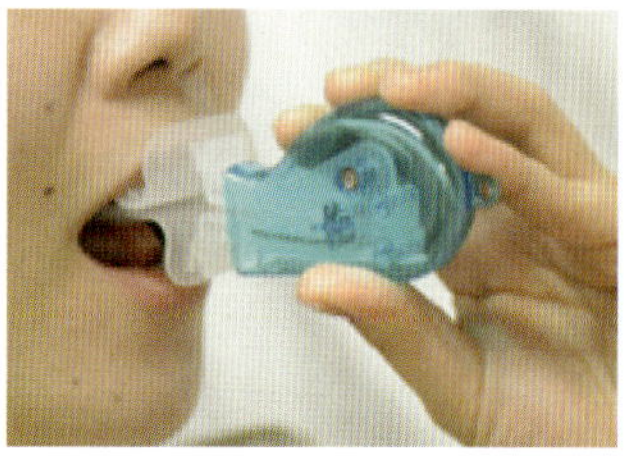

あげろーくんで舌をもちあげる訓練

なぜ前歯を使わないのでしょうか？

正常な人は全部で28本の歯があります。右の検査データでは噛むのに奥歯4本しか使ってしません。この患者さんはまったく前歯を使っていません。
前方で咬む習慣〔歯根膜の活性〕がありません。
28人のクラスで、先生が4人しか面倒を見なければ、無視された24人は勝手なことを始めてしまいます。
歯も同じです。生体には刺激が必要です。前歯で咬む料理を考えましょう。

大きな口で、前歯でかぶりつくことが大切です。
オープンサンドやフランスパンなどは良い食材・調理法でしょう。

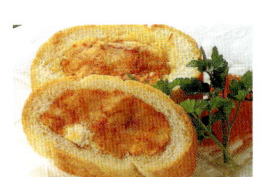

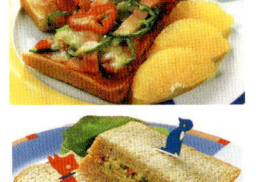

軟らかい食材やスープには動植物繊維の多い、大きい具をたくさん入れましょう。
お母さんのちょっとした工夫が大切です。

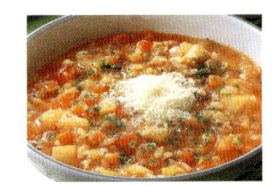

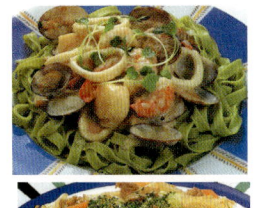

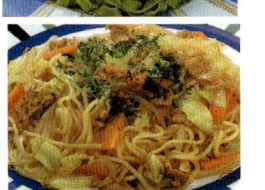

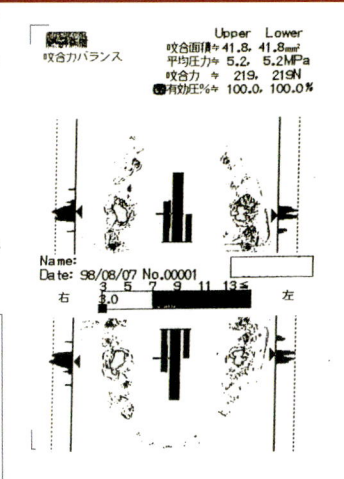

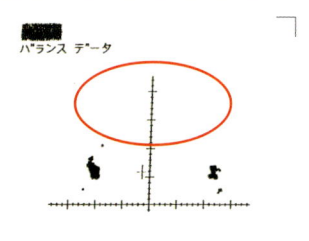

前歯で咬みましょう。

食材は大きく、かぶりつくような形に調理しましょう。おかずの切り方を変えてみてはいかがでしょうか？
前歯は切歯と言います。前歯で食材を噛み切るように食材を大きくしましょう。
包丁で食材を切る回数を少なくしましょう。

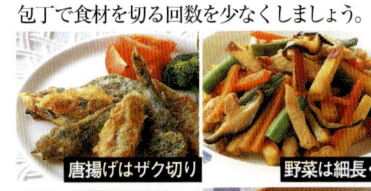

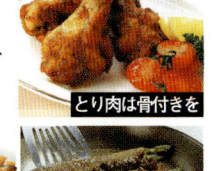

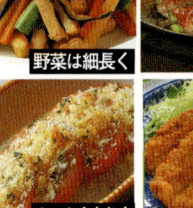

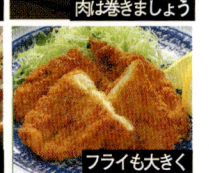

- とり肉は骨付きを
- 唐揚げはザク切り
- 野菜は細長く
- 肉は巻きましょう
- カボチャは大きく
- トマトも大きく
- フライも大きく

前歯を使って「良い顔」をつくりましょう。

前歯で咬んでいますか？
前歯の歯根膜と上顎骨への刺激が必要です。顔に占める上顎骨の量を考えましょう。

上顎の前歯は、咬み切る歯です。現代は大きく口を開いて前歯で咬み切ることをしなくなりました。
前歯で咬むことで、上顎の骨を育成しましょう。一生の顔の問題です。
お母さんは食材を大きくするか、短冊切り状にして『前歯で咬む食事』『咬む回数の多い食事』を用意しましょう。
子どもの好きな食材の料理法を考えて下さい。

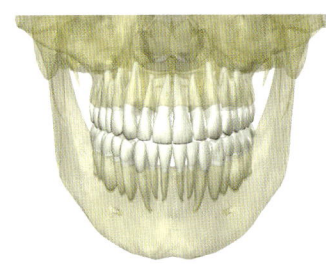

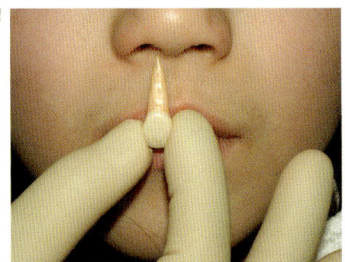

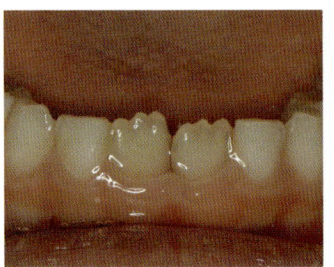

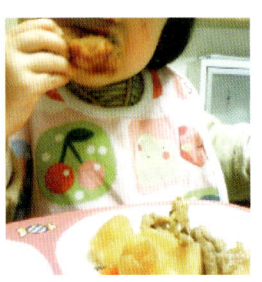

前歯の根は、鼻のすぐ下まであります。咬むことで、歯の根を通して、上顎の骨に咬む刺激が伝わります。
前歯の先端にギザギザがありますか？前歯を使っていると歯の先端はすり減りギザギザはなくなるはずです。
意識的に前歯で食べ物にかぶりついて食べましょう。前歯を使わなければ、上顎の骨・顎は発育しません。
食べるという字は人を良くすると書きます。正しく食べることが良い顔を作るのです。

10gの料理を食べるのに何回咬んでいるかを調べた表です。
料理の食材の選択の参考にして下さい。

「料理咀嚼回数ガイド」斎藤 滋／柳沢 幸江＝監修　風人社（定価300円）

咀嚼回数 (10g当たり)	ご飯・めん・パン	卵・乳料理	肉料理	魚料理
10回	そば15			
20回	アナゴずし21　納豆ご飯23　大巻き25　マグロずし26　エビずし26　冷やし中華26　ビザ29　いなりずし29			
30回	マカロニグラタン32　赤貝ずし32　ちらしずし33　クリームパン36　焼きそば36　炊き込みご飯38　グリーンピースご飯38　きつねうどん39　マカロニサラダ33　巻き41　ちゃーハン47　ハムサンド47　赤飯47　ハムサンド49　かんぴょう巻き49	茶わん蒸し22　卵焼き30　ゆで卵33	ビーフシチュー20　カレーライス23　シューマイ24　酢豚27　アメリカンドッグ31　鶏肉ソテー33　メンチカツ35　すき焼き36　ギョーザ36　ハンバーグ36	エビのチリソース煮28　ハマチの刺し身32　サバのみそ煮31　シラスおろし37　甘えびの刺し身39
40回	ウナギずし41　焼きのり巻き41　ご飯41　かっぱ巻き41　食パン50　麦ずし50　茶わん蒸し43	プロセスチーズ47	つくね40　フランクフルト32　ミートボール41　ハム48　ヒレかつ42　から揚げ50　春巻き49	マグロの刺し身31　エビフライ46　キスの天ぷら58　ツナサラダ35
50回	ポテトサラダ50	えのき入りいり卵54	はごての魚煮50	はごての天ぷら58　イカの串焼き59
60回	メロンバン62　イカずし62	コンビーフ56	マグロの角煮50	しいも焼き57　ブリの照り焼き53
70回	食パン(みみあり)62	ベーコンエッグ70	焼き鳥50　ローストビーフ62　ボークソテー66　ローストビーフ66	ウナギのかば焼き50　イカのフライ54　白身魚のフライ60
80回	たくあん巻き84		焼き豚75	サンマの塩焼き60　サンマの開き焼60　サザエの串焼き64
90回			レバー98	甘塩サケ79　ヤリイカの刺し身80　イカリング揚げ76　げそ揚げ87
100回以上	フランスパン108　コーンフレーク243		タコ焼き132　ローストビーフ220	クラゲ酢の物105　タコの刺し身220　塩辛132　コウイカ162　イカの照り焼き122　煮干し353　いわしみりん干し328　イカアーモンド157　イワシの丸干し194

(注) ①③印はおでん　②がんは1枚1g①は、③は3g①は、味がなくなって捨てるまでの間噛んだ回数

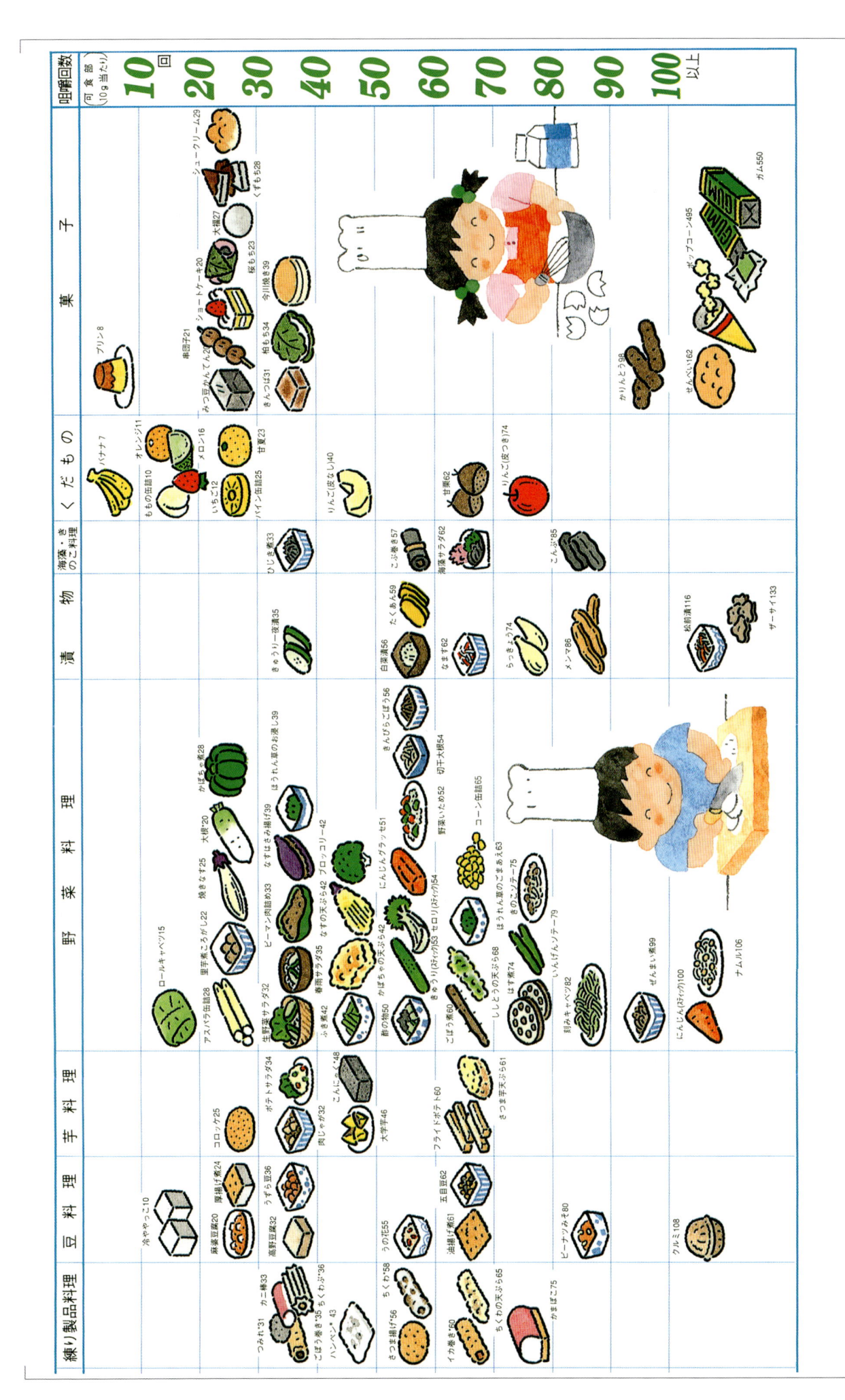

咀嚼回数 (可食部 10g当たり)	練り製品料理	豆料理	芋料理	野菜料理	漬物	海藻・きのこ料理	くだもの	菓子
10回		冷ややっこ10		ロールキャベツ15			バナナ7	プリン8
20		麻婆豆腐20 厚揚げ煮24	コロッケ25	アスパラ缶詰28 里芋煮ころがし22　焼きなす25　大根20　かぼちゃ煮28			もも缶詰10 オレンジ11 いちご12　メロン16　甘夏23 パイン缶詰25	串団子21 みつ豆かんてん20　ショートケーキ20　シュークリーム29 桜もち23　大福27　くずもち28
30	つみれ汁31 カニ棒33 ごぼう巻き35　ちくわぶ36	高野豆腐32 うずら豆36	ポテトサラダ34 肉じゃが32	生野菜サラダ32 春雨サラダ35　なすはさみ揚げ39　ピーマン肉詰め33　なすの天ぷら42　ブロッコリー39 ほうれん草のお浸し39	きゅうり一夜漬35	ひじき煮33		今川焼39　柏もち34
40	ハンペン43　ちくわ58		こんにゃく48	ふき煮42 酢の物50　かぼちゃの天ぷら45 きゅうりスティック53　セロリスティック54　にんじんグラッセ51		りんご皮なし40		きんつば31
50	さつま揚げ56　うの花55		大学芋46	ごぼうの天ぷら45 きんぴらごぼう56　ほうれん草の白和え39 なすの天ぷら42	白菜漬56　たくあん59	こぶ巻57		
60	イカ巻き60	五目豆62 油揚げ煮61	フライドポテト60	ごぼう煮60 野菜いため52　にんじんグラッセ51 切干大根54	なすぬか漬62	海藻サラダ62	甘栗62	
70	ちくわの天ぷら65		さつま芋ぶら61	ししとうの天ぷら68 きゅうり酢の物74　きのこソテー75 いんげんバター63	らっきょう74		りんご皮つき74	
80	かまぼこ75	ピーナッツみそ80		はす煮74 刻みキャベツ82　せんまい煮99	メンマ86	こんぶ85		
90				にんじんスティック100	松前漬116			かりんとう98
100以上		クルミ108		ナムル106	ザーサイ133			せんべい162 ポップコーン495 ガム550

食事が機能的治療の基本です。食事を考えましょう!!

咬む力をつけるには、まず咬むことが大切です。
一口で20回咬むような食事を作りましょう。
食事時間は20～30分はとりましょう。

咬まなくなった原因を考えましょう。

食事中に飲み物を飲む習慣はありませんか？食卓に飲み物を置く悪い習慣は日本だけです。食卓から、お茶、水を取り除いて下さい。食べ物を咬まずに飲み込んでしまいます。お茶づけ、お粥、卵・とろろ・納豆をかけたご飯、麻婆豆腐も咬まずに流し込んでしまいます。

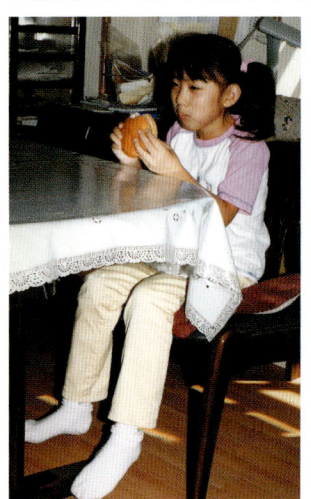

食事の時、足が床に着いていますか？
足が床に着いていなければ、体のバランスはとれません。猫背になっているのが、わかりますか？咬む力が入りません。
電話帳や踏み台を利用してしっかりした姿勢で食事をとりましょう。
家庭のちょっとした日常の環境設定が、子どもたちの成長に大きく影響します。

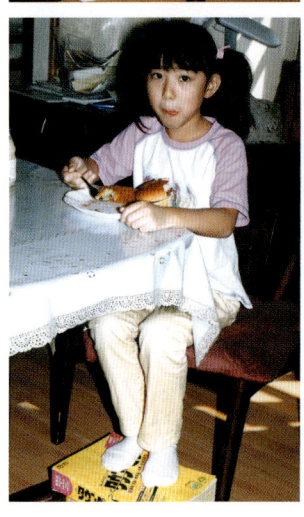

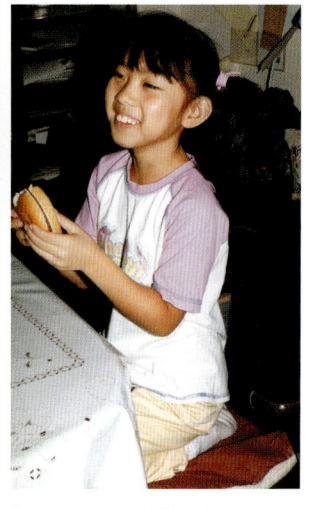

足が床に着いてないと体が安定せず、猫背になります。
正座をしているだけでも姿勢が良くなり安定します。

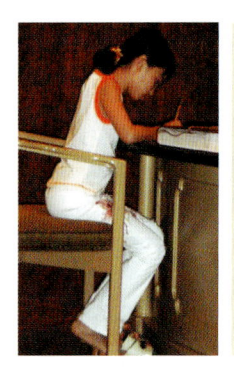

左の女の子は絵を書いてます。上の写真の女の子の姿勢と比べて下さい。日常の何気ない悪い姿勢が呼吸器系や内臓系を圧迫し、骨格の発育に対する悪影響を与えるのは目に見えています。両目、両肩のラインは水平で、背中が垂直に伸びているのが自然な安定した姿勢です。**一生の影響を考えて、毎日の姿勢を大切にしましょう。**

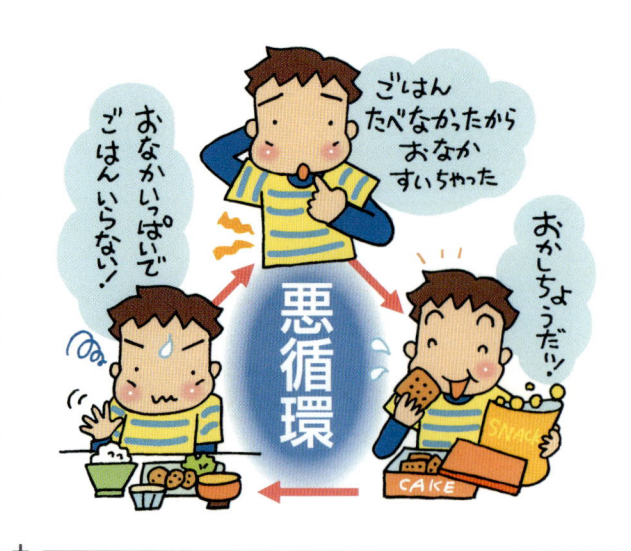

悪循環
ごはん たべなかったから おなか すいちゃった
おなかいっぱいで ごはんいらない！
おかしちょうだい！！

食べることは運動です。咬む回数を増やすには？

例えば巻き物を10gあたり食べるのに、太巻きは20回台、鉄火巻、かっぱ巻き、かんぴょう巻きは40回台、たくあん巻きは80回台で咬んでいます。歯ごたえのよい動植物繊維の食材を選びましょう。巻き物も中身の具によって咬む回数が増えます。どのような食材を選択するかによって咬む回数が変わります。
カレーライス、スパゲティも入れる具を考えて下さい。
水分系の多い納豆ご飯では10gあたり食べるのに20回台です。水分の多い主食は、具を大きくしたり、繊維性の多い副食を用意しましょう。たまご掛けご飯、とろろご飯では咀嚼回数は増えません。具のないルーだけのカレーライスは20回台です。大きいじゃがいも、アスパラガス、肉、イカを加えると、咀嚼回数は増加します。
賢いお母さんになりましょう。
フランスパンやオープンサンドなど前歯で咬み切る食材を選択しましょう。
おやつは、果物でも皮のついたものを選びましょう。

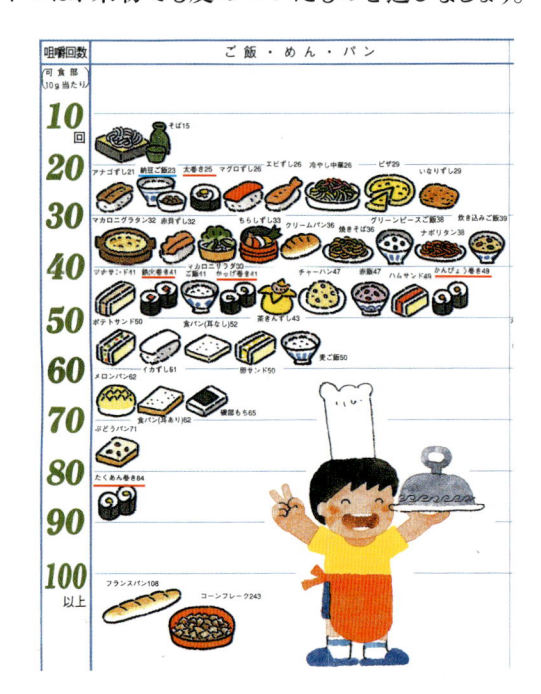

治療として具体的にどうするのでしょうか？

1 ＋Biotherapy（生物学的機能療法）⇒ 咀嚼訓練・食事の環境・悪習慣の除去の処置
2 ＋Mechanical（機械的）な矯正治療⇒ 可撤式床矯正・形状記憶合金の処置

治療としては上の2つの処方をします。しかし、歯が並ばない顎にしか発育できなかったことを考えるべきです。
歯列不正の問題は、基本的には機能不全の問題として考えています。

患者さんのまちがった生理的機能から生じている歯列不正ならば、治療の基本は患者さんの生理的機能に対するBiotherapy（生物学的機能療法）の処置をしなければ、症状は悪化します。機械的な矯正治療のみ処置をしても、治療後に元に戻ってしまいます。矯正治療は、2つの治療が必要です。

早期治療が大切です。　Biotherapy・バイオロジカルな症例です。

噛むことで顎を育成しましょう。噛む力で歯は正しく並びます。

放置すれば叢生になりそうなケースです。

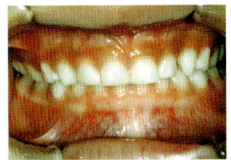

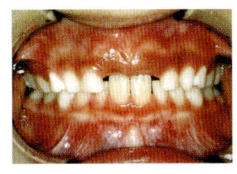

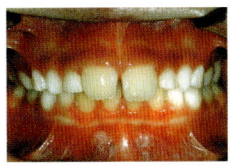

平成11年8月　　平成12年6月　　平成13年4月

5歳の男の子です。乳歯がびっしり生えていて大きな永久歯が生え替わるスペースがありません。このまま様子を見ていてよいのでしょうか？
食事による咀嚼訓練の結果、機械的な矯正治療をせずにバイオロジカルに顎は歯の並ぶ大きさに育成されました。

上下顎の前歯部に叢生のあるケースです。

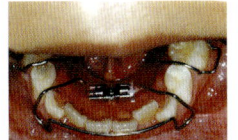

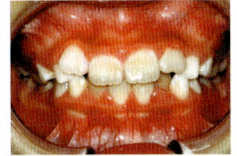

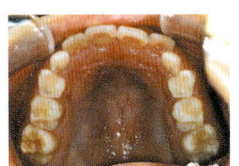

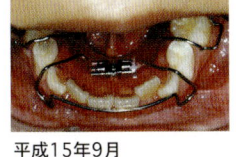

平成15年9月

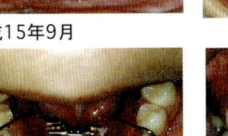

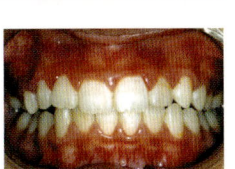

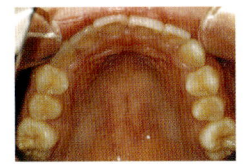

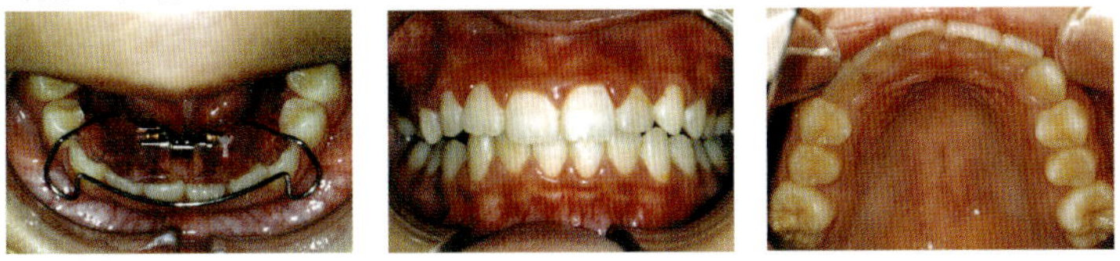

平成18年7月

上下顎に叢生のある男の子です。
下顎だけを床装置で機械的に拡大処置を行いました。
上顎は機械的な措置を使わずに拡大をしました。上顎は下顎の機械的刺激と噛む刺激でバイオロジカルに拡大したのです。
早期の治療開始で、咬む機能が良好であれば片顎だけの拡大治療で終了する可能性はあります。

噛む力が正常でも舌などのポスチャー（姿勢位）が不正だと歯並びは不正になります。

舌を前歯で咬んで開咬（かいこう）になりました。

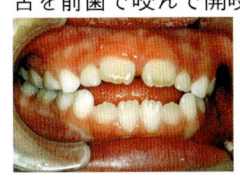

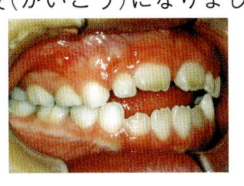

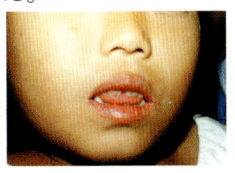

舌が下顎の前歯を押して反対咬合になりました。

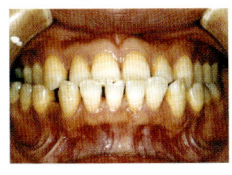

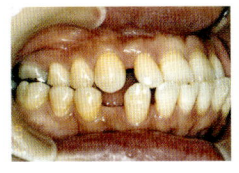

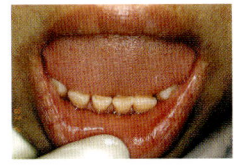

頬杖で歯列が曲がりました。

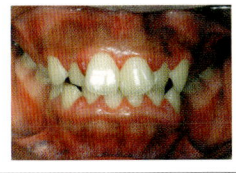

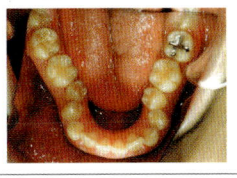

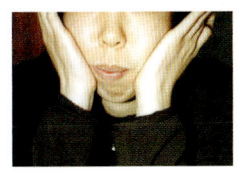

赤ちゃんの歯並びはなぜきれいに並んでいるのでしょうか？
歯の並ぶ設計図はありません。
口の周囲には外側から口輪筋・頬筋、内側から舌の筋肉が働いています。歯はこれらの筋肉のバランスのとれたところに並びます。正しい機能があれば歯は正しい歯列に並びます。歯列が不正なのは正しく歯が並べない原因があるからです。
舌が出て前歯で咬んでいれば前歯の噛み合わせは開きます。舌が下顎の前歯を押せば反対咬合になります。頬杖をつけば歯列は曲がります。筋肉のバランスがくずれたり、異常な外力が加わると歯列は乱れます。

前歯で咬むことは筋肉〔咀嚼筋と表情筋〕を活性化することです。
咬むことは「いい顔」を作ることです。

口の筋肉〔口輪筋〕を訓練しましょう。

唇が曲がっていたり、厚くはありませんか？
前歯を使わないので口輪筋が弱っているからです。
口輪筋を強化する訓練をしましょう。

トレーニングの結果です。

口裂が垂れています。　厚い唇です。　顔一面のニキビです。

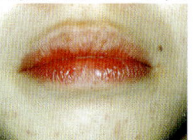

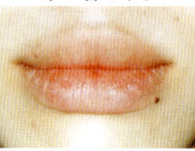

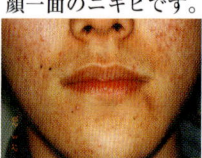

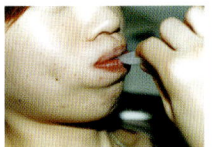

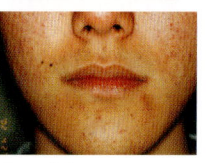

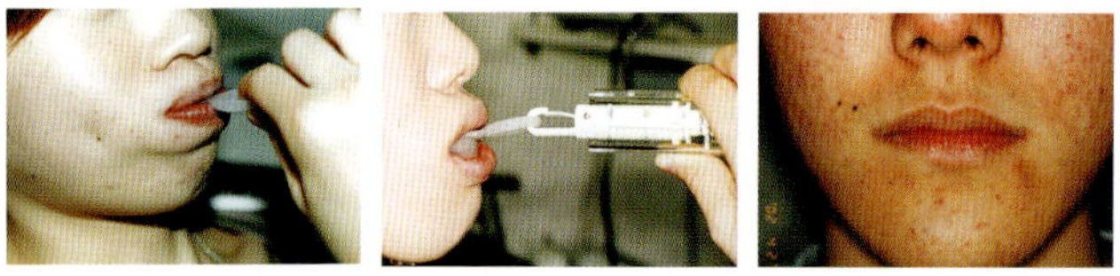

1回3分間の訓練を一日に2～3回おこないます。

口裂が真っ直ぐになりました。　唇の厚さが薄くなりました。　ニキビも血液・リンパ循環により改善されます。

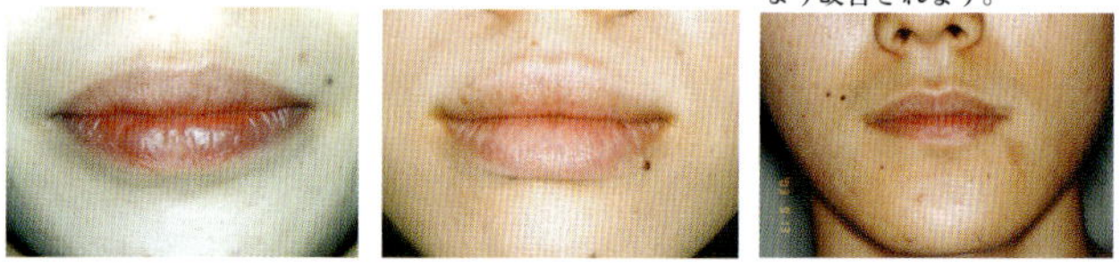

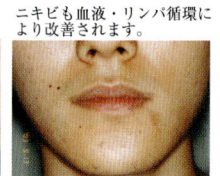

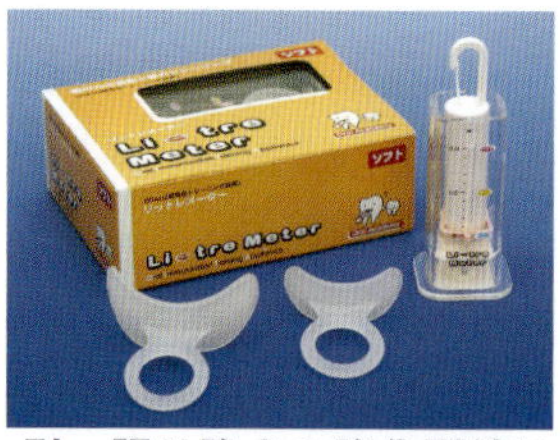

引っ張り強さの強化訓練に「リットレ・メータ」

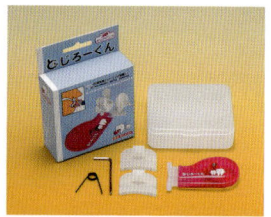

口唇閉鎖力の強化訓練に「とじろー君」

サーモグラフィでの変化です。

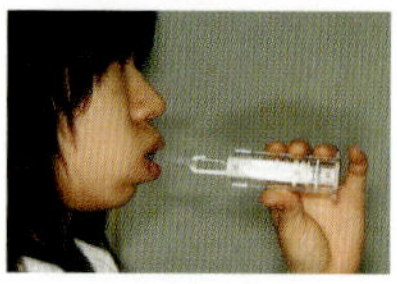

3分間、リットレメータで唇（口輪筋）のトレーニングをしました。
協調運動により唇だけではなく、前頭部と鎖骨より上の頚部の筋肉が活性化しました。

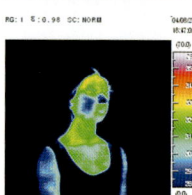

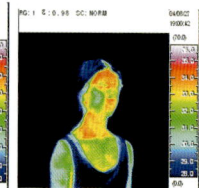

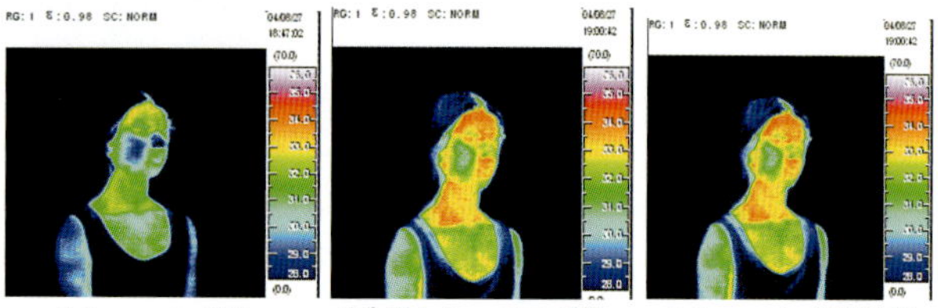

トレーニング前　　3分間トレーニング後　　トレーニング10分後

舌と下顎のポスチャーを整えましょう。

舌のポスチャーを考えましょう。

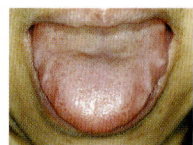

正常な舌の姿勢位（ポスチャー）は、安静時に舌の先が口蓋〔上顎〕についています。
舌の辺縁にギザギザがあれば、舌・舌根が下がって下顎の歯列に舌を押しつけている証拠です。
舌が下がると舌に付着する舌骨が下がり、喉頭軟骨も下がります。舌根部・舌骨・喉頭蓋が下がると、のどを圧迫し下顎を後退させ、いびきや顎関節症、二重顎の原因となることがあります。
『舌は口蓋につける』を習慣にしましょう。

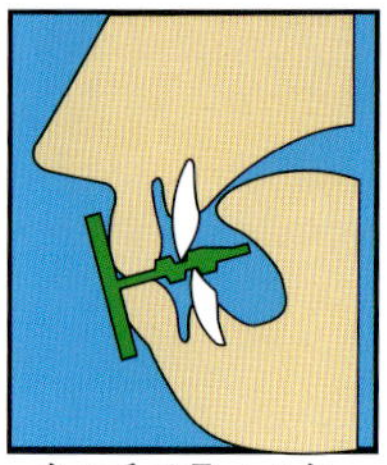

舌の辺縁のギザギザ
タッチスティック

タッチスティックによる舌の訓練

タッチスティックを前歯部でくわえ、スプーンの上に舌の先を乗せます。舌全体を上顎に押しつけます。
この訓練を一回3分一日2～3回おこないます。
訓練を継続することで舌骨は挙上し、舌の辺縁のギザギザが消失します。

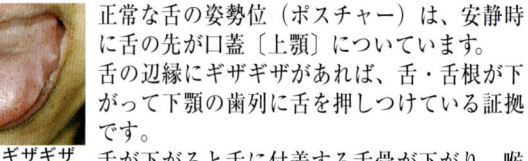

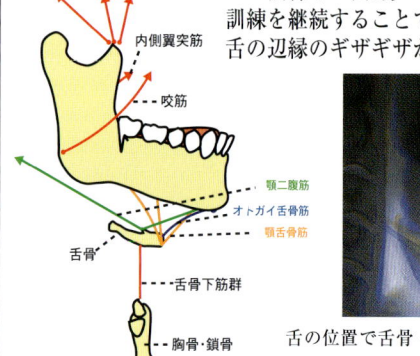

後部側頭筋　中部側頭筋　前部側頭筋
内側翼突筋
咬筋
顎二腹筋
オトガイ舌骨筋
顎舌骨筋
舌骨
舌骨下筋群
胸骨・鎖骨

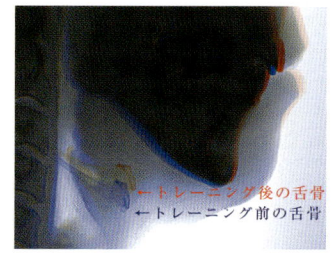

↑トレーニング後の舌骨
←トレーニング前の舌骨

舌の位置で舌骨・喉頭蓋の位置も変わります

口がポカンと開いていませんか？

ポカンXによる訓練

口を閉じると下顎の先端に『梅干し』状のしわができませんか？
いつも口をポカンと開いていると、唇の筋肉・口輪筋の緊張がなくなります。
口輪筋が緊張しないと唇の形が悪くなります。顔の表情を作る表情筋は口輪筋に付着していますから、口輪筋が緊張していないと表情筋が緊張できません。『良い顔』は口元からつくられます。
ポカンXをテレビを見ているときなど一日30分間、唇でくわえて下さい。慣れてきたら五円玉くらいの重しをつけましょう。

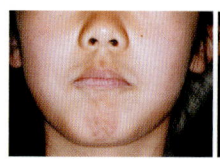

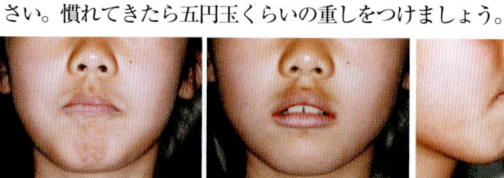

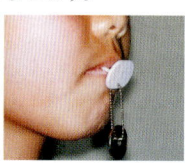

口を閉じると下唇の下（おとがい）に梅干し状の皺ができるのは、
口輪筋の力が弱いために唇を突き出すオトガイ筋を使って口を閉じているからです。

下顎のポスチャーを考えましょう。

タッチスティックによる顎の位置の修正訓練

下顎が前に出ると反対咬合・切端咬合になります。
下顎を前方移動させる筋肉のくせを修正しましょう。
ポカンXと同様にタッチスティックを30分間くわえます。
反対咬合が治った後も筋肉の正しい使い方を訓練しましょう。

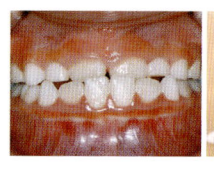

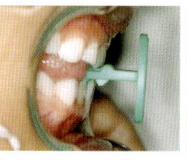

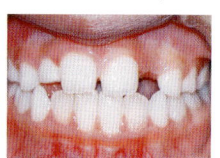

咀嚼訓練で機能を高めましょう。

生物学的機能療法

右の写真で示す様に、咬む機能が正しく働いていれば、○の筋肉は正しく動いています。

筋肉が動いていなければ、咬む力は弱いことになります。片咬みの傾向がある場合は、筋肉の動きは非対称になり、良く咬んでいる側の筋肉が強く動いています。咬む筋肉は、左右対称に動いていなければなりません。

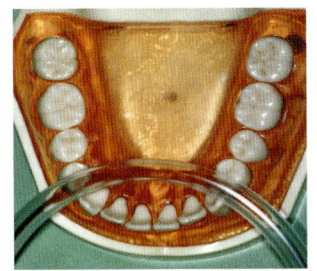

咬む力が弱い場合は、チューブで咬む訓練をします。

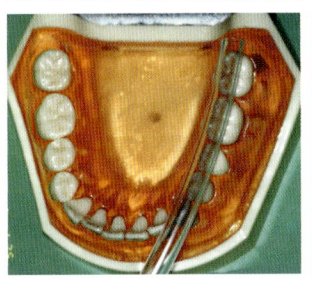

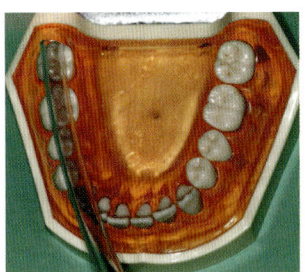

チューブは、犬歯の後の小臼歯で咬みます。
奥歯で咬んではいけません。
前歯の咬み合わせが開いているか、咬み合わせが浅い場合は、前歯でチューブを咬む訓練が有効です。

片咬みの習慣がある場合

使っていない側だけにチューブを当てて咬む訓練をします。特に、左右差が10％以上ある場合は、顔貌に変化が生じます。

訓練は、1日5分間、2回実施して下さい。実施時期は何時でもけっこうです。毎日、かかさずに実行することが大切です。訓練を3ヶ月続ければ、咬む力は倍になります。片咬みの習慣もなくなります。

チューブは、鑑賞魚を飼育する水槽に使用しているものです。チューブの直径は、6mmです。
別のチューブを利用してもいいでしょう。
1メートル、60～100円ほどで雑貨屋、観賞魚を販売店で簡単に手に入ります。特に環境ホルモンを気にする方は、シリコンチューブを使用して下さい。

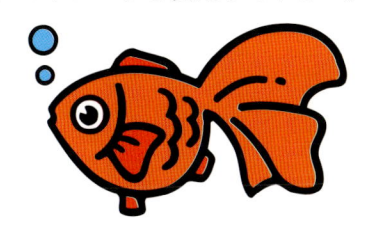

この女の子の顔は、なぜ平坦なのでしょうか？

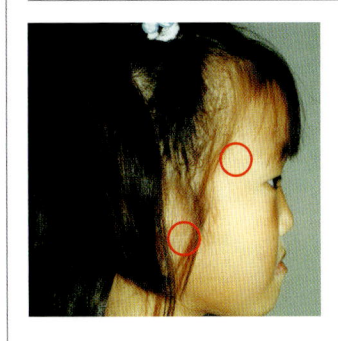

「良い顔」に育成するのが咀嚼訓練です。
はじめにこめかみの○（側頭筋前腹）と下顎の角の丈夫の○（咬筋）の部位の筋肉が動いているかを指で触って確かめてみてください。

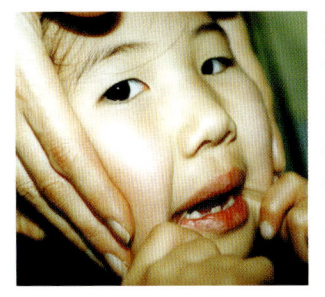

チューブを咬む訓練は、1,2,3,4と咬みしめて「パッ」と離します。リズミカルに咬み締めましょう。1日2回、5分間咬む訓練をします。
3ヶ月で咬む力が倍増します。チューブの訓練も大切ですが、17頁で紹介した前歯でかぶりつく食材の選択や20頁の食事をとる環境なども大切です。

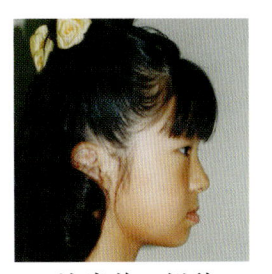

訓練の様子です。
本人、または家族が確認して下さい。

治療前の側貌 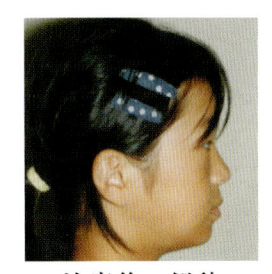　　治療後の側貌

矯正治療の目的は、歯がきれいに並ぶことだけではありません。歯を正しく使える歯並びが大切です。
歯を正しく使うことが大切です。正しく使うことで顎の骨が正しく成長し、咬む筋肉、顔の表情筋が正しく活性化し、顔、口元、目もとが変化するのです。

咀嚼訓練の目的は？

1. **咬む筋肉を強くします。**
   矯正治療を必要とするスペース不足の顎へより良い外力の刺激を与えるべきです。
   咬む機能を高めて、顎に良い外力の刺激を与えて、顎の発育を促します。
2. **前咬み〔補食〕することで、上顎の骨を発育させ、立体感のある「良い顔」に育成します。**
3. 悪習慣からなる**まちがった外力による顔貌の変形を修正**します。
4. 歯を支持している**歯根膜に刺激を与え、中枢神経の反射機能を高めます。**
   歯根膜が顎の運動を指示しています。

治療開始はできるだけ早い方が良いでしょう。

正常の発育で、10才半から11才前ならば、犬歯が生えていません。それ以前の治療ならば、問題があるのは前歯だけですから前歯だけの治療で終了するケースがほとんどです。

前歯が並ぶスペースがなければ、顎を拡げるか、前歯を前方に移動して、前歯の入るスペースを作ってあげればいいのです。

下の写真のケースは、お母さんが油断してしまいました。

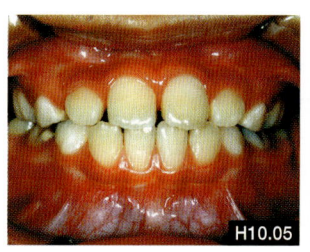

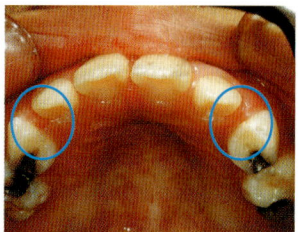

平成1年5月生まれの9才の患者さんです。
一見、不正咬合には見えません。
とんでもありません。
この段階では、上顎左右の乳臼歯を後方移動すれば、装置1つで治療は簡単に終了していたと思います。

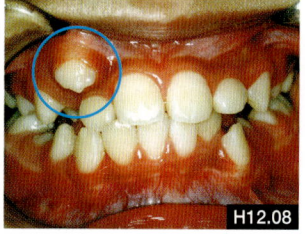

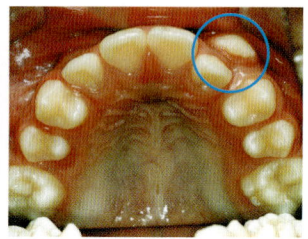

2年後にお母さんが、「八重歯になったので、どうにかして欲しい」と来院しました。
右側の側切歯が内側に押されています。
わずか2年間お母さんが様子を見ていたおかげで、治療期間と装置の数が増えて、治療費も4倍ぐらいかかってしまいます。

大火も初めは小さなボヤです。火事は、ボヤのうちに消火すべきです。

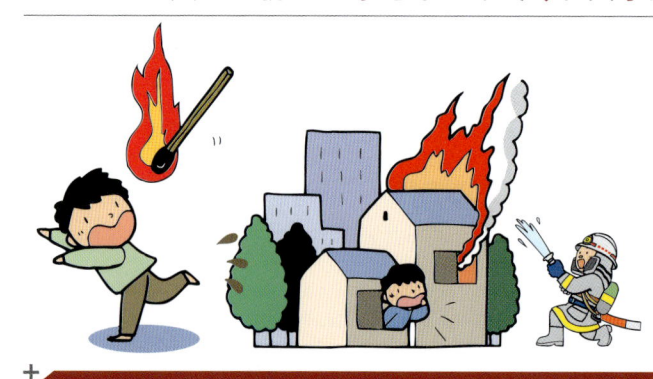

様子を見ていても、状態は悪くなるだけです。
むし歯は、早期治療を心がけているのに…
矯正治療も同じことです。
様子を見ていると大火になります。
取り返しのつかないことになります。
子どもは、大人と違って成長します。
その結果、将来『顎切り』など外科的治療の可能性が出てくる場合もあります。

治療方法は、どうするのですか？

装置は、入れ歯によく似た装置で、幼児でも簡単に取り扱いができます。

床装置の治療目的は
1. 萎縮した顎を正しい大きさに拡大します。
2. 歯を正しい位置に動かします。
3. 後退している下顎を前方に誘導し、移動します。
4. 舌などの悪習慣の是正をします。

基本的には一方向しか移動できないので、顎を拡げる装置、歯を押し出す装置といくつかの装置を組み合わせて治療します。治療開始時期が早ければ早いほど治療が早期に終了します。
床矯正の治療は、装置の数で設定されています。早期の治療開始ならば一装置で治療は終了します。様子を見ていて、症状が複雑になれば、いくつもの装置が必要になり、治療費用もかかります。

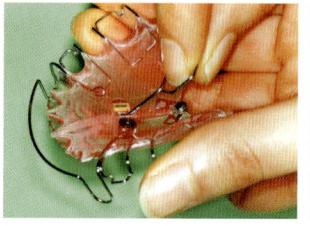

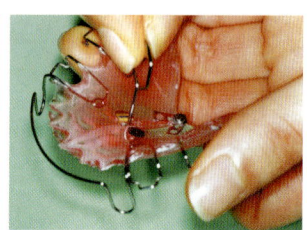

床装置の中にスクリューが装着されています。ヨーロッパでは200種類のスクリューがあります。ネジを棒【キー】で巻くことで、スクリューが移動して、床が拡大して顎を拡げたり、歯を移動したりできるのです。

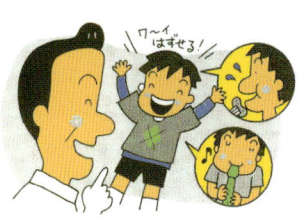

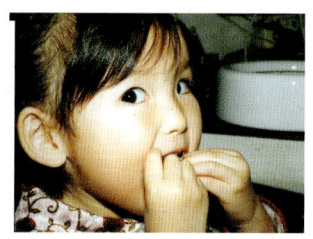

4才以上であれば治療は可能です。

床矯正の問題は、顎の発育の問題、歯と顎のバランス、歯の位置の問題です。

機械的な治療方法

歯並びだけを見てはいけません。
歯が並ばない小さな顎と萎縮した顔を問題にするべきです。

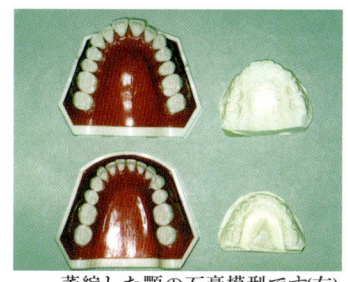

萎縮した顎の石膏模型です(右) 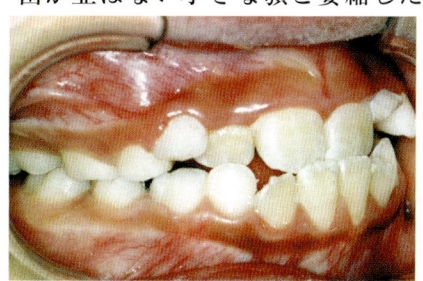　　上顎骨前歯部の萎縮した顎です 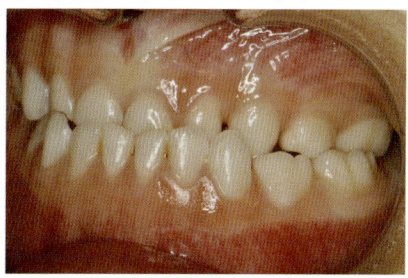　　上顎骨全体の萎縮した顎です

萎縮した顎にも2つのケースがあります。

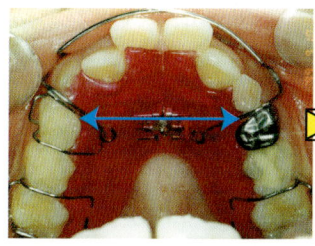

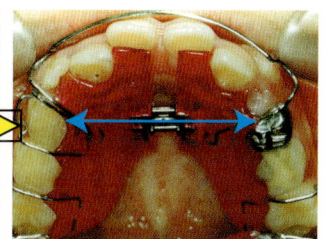

顎が全体に萎縮しているケースは、**歯が並ぶのに必要な顎の大きさまで拡げます。** 歯が並ぶ顎の大きさを正しい顎の大きさの基準としています。歯が並ばない萎縮した顎を正しい大きさに修正するのです。顔が大きくなるわけではありません。

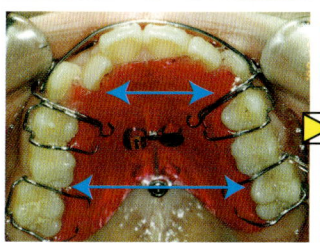

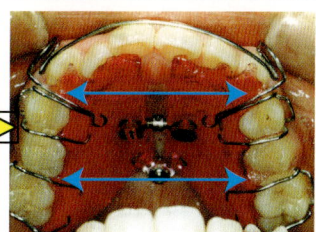

臼歯部の咬み合わせが良好な状態で、前歯部だけが萎縮しているケースは、前歯部だけを拡げたいので、扇状に拡大します。
顎全体を拡大すると、臼歯部の咬み合わせが悪くなります。

歯は前方にも後方にも移動できます。

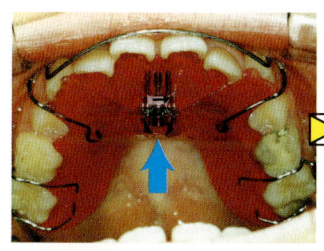

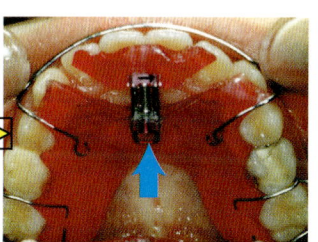

犬歯の生えるスペースがなかったり、前歯が反対に生えているケースは、**前歯を前方に移動しましょう。**
前歯を前方に移動することで、上顎骨が前方に育成され、立体感のある顔貌になります。

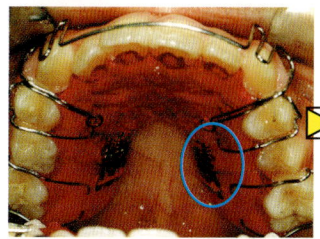

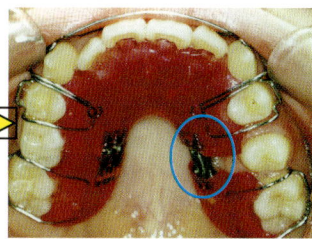

臼歯部も後方移動することができます。 ワイヤーの矯正治療では、臼歯部の後方移動はたいへんです。
臼歯部は、歯の根の数が前歯より多いためです。
床矯正治療は、動かない歯をアンカーにして、他の歯を移動します。

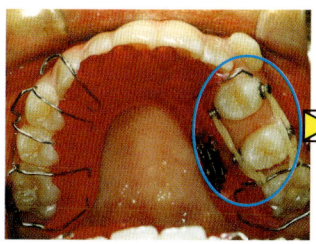

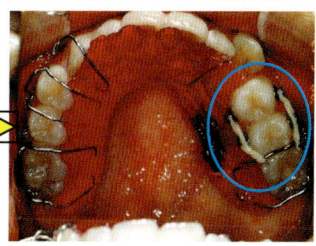

床矯正治療は、床の部分もアンカーになるので、臼歯部を後方に移動できます。大臼歯が移動したら、ゴムを利用して、小臼歯を後方に移動します。
床をアンカーに利用することで、さまざまな歯の移動ができます。

歯を抜かなくても、顎を拡げて歯の入るスペースは作れます。

装置は、いつ装着するのですか？

早期に治療を終えたいのであれば、できるだけ長時間装置を装着しましょう。
食事、歯磨き、英語・国語・音楽の授業などで発音障害を生じる場合は装置をはずします。食事の時の咬む力が、移動した歯をより安定した位置へ修正します。咬む刺激を考え、食事の時は必ず装置をはずしましょう。
また、学校でいじめの問題やトラウマの可能性があったり、勤務中に支障のある場合も装置をはずしましょう。
少し治療時間が長くなっても、12～14時間以上装着していれば治療は可能です。
装置をはずしていると「後戻り」をして、装置がきつく感じる場合があります。装置がきつくて痛い場合は、ネジを少し巻き戻して装着し、30分後に元に戻します。学校や職場で装置をはずしている場合は、お昼休みの15分間だけでも装着することで、後戻りを軽減できます。
これより短い時間しか装着できない場合は、歯を抜く治療方法などに方針を変更せざるを得ないでしょう。

取り扱いの注意は？

装置は両手ではずしましょう。前のワイヤーを引っぱったり片手や舌ではずすと、装置をとめているバネが曲がったり折たりしてしまいます。バネがゆるくなり装置がはずれやすくなったら、バネの調整が必要ですので、かかりつけの歯科医院の予約をしましょう。
取り扱いが正しくても、約六ヶ月以上同じ装置を使用していると、材質の劣化や金属疲労で壊れることがあります。

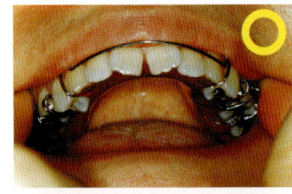

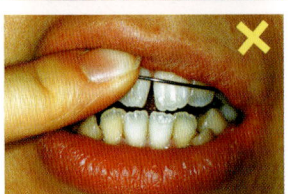

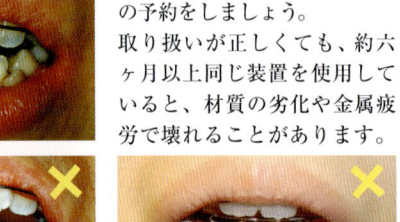

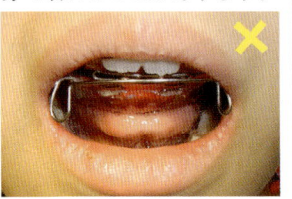

ネジはどのくらいのペースで巻くのですか？

側方拡大装置には、平行に拡がるタイプと扇状に拡がるタイプの二つのタイプがあります。
平行に拡がるタイプの装置は、ネジを90°回して0.2mm、扇状に拡がる装置のタイプは、ネジを90°回して0.4mm拡がります。歯を前方・後方に移動する場合は平行に拡がるタイプに準じます。
巻き方は、一週間に2回45°巻くことを基本としています。この巻き方で痛くなったり装置が合わなくなる場合、成人の場合、また扇状のタイプは、一週間3回30°が基本です。急がない場合は一週間に2回30°でも問題はありません。ネジを巻くタイミングは、巻く前も後も2～3時間以上装置を装着できるときにしましょう。
五週間で約1mmの顎の拡大量がベストです。上顎の装置は最大で5～7mmの拡大が可能です。
下顎の骨の構造は、上顎の骨と違って、一本の骨からできています。また、口は食べ物を粉砕するところですから、上顎の歯肉は、食物片が当たっても痛くないように厚くなっていますが、下顎の舌の下側の歯肉は食べ物が当たりません。下顎の歯肉は薄くできています。下顎は一週間2回45°の拡大で痛いようなら、巻く角度を減らしましょう。
下顎の装置は最大で5mmの拡大が可能です。
治療は適切に拡大ネジを回すことです。拡大しなければ、いつまでたっても治療は終了しません。

病気の時も装置を装着するのですか？

病気の時は、装置をはずしましょう。
熱があって苦しい時は装置をはずします。無理することはありません。ただし長期間装置をはずしていると、歯が「後戻り」をして装置は合わなくなります。
ぴったり合うところまでネジを巻き戻しましょう。
戻す量は一日につき90°が目安です。
たとえば、一週間はずしていたら、90°を7回巻き戻します。
病気が治ったらまた普段通り巻いていきます。
巻き戻してもまったく合わない場合は、装置の修理や交換が必要です。

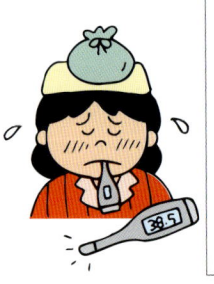

装置の手入れ方法は？

口の中は細菌が多く汚いところです。長時間口に入れる床装置も歯と同様に汚れます。写真の装置は、まったく清掃しておらず汚れがべっとりついています。
歯も装置も汚れを取らないとむし歯や歯周病になります。矯正治療以前の問題です。
歯磨きする時に、装置も歯ブラシなどで清掃しましょう。装置の材質は入れ歯と同じなので、市販の「部分入れ歯洗浄剤」を使用することもできます。

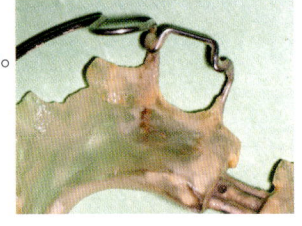

なぜ矯正治療は高額なのですか？

昔の治療方法は、たいへん精密で、高度の歯科医療技術が必要でした。一人の患者さんの装置を作製するのには、一日を要する時間を必要とする治療でした。

現在は、医療技術の進歩により簡便な治療方法が確立しました。そのため、昔より治療費用も安価になるのは当然だと思います。

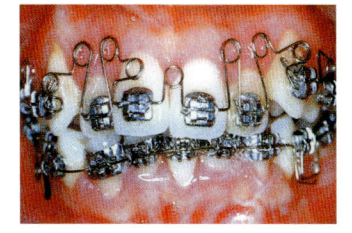

アメリカにおいて矯正治療は、特別な治療ではなく、日常の普通の治療です。日本より多くの人が、矯正治療を受診しています。日本では、矯正治療は特別高額な治療だと思われています。アメリカと日本とでは経済的に格差があるのでしょうか？
今も昔もアメリカでの矯正治療費は3,000ドル～4,000ドルです。ワイヤーの治療費は、アメリカからの技術だったので、治療費用はアメリカの治療費用を換算しました。当時は、1ドル360円でした。日本円に換算して約100万になりました。現在は、1ドル120円前後です。ちなみに現在でも、特別なケースを除いて、アメリカの矯正治療費は3,000～4,000ドルです。ドイツでは4,000ユーロで、アメリカの治療費用とほぼ同額です。

早期に治療を開始すれば、装置の数も少なく費用も時間もかかりません。

「矯正を始めるにはまだ早いので、様子を見ましょう。」と言われることがあります。通常の矯正専門医は、アメリカからの治療方法で処置しますので、第一小臼歯を抜歯することを前提とします。この歯が生える11才頃まで様子を見ています。

歯が並べないのは、顎が萎縮しているからです。放置していたら、顎は発育できません。特に反対咬合のケースでは、前歯がロックして、臼歯部をうまく使うことができません。機能障害の状態です。早く機能障害の状態を取り除いて、健全な口腔機能を持たせて、顎の正しい育成をはかるべきです。お母さんが見て、おかしい状態は、歯科医師の立場から見ても何らかの問題はあるはずです。

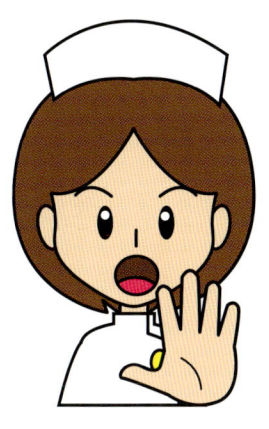

犬歯が生え変わる前に来院して下さい。犬歯の位置を治すためには、臼歯を後方に移動したり、前歯を前に出したりするため費用と時間がかかります。**どうか、様子を見ていて、手遅れにしないで下さい。**下の写真の症例は、基本的な治療経過です。

上顎の叢生の症例

萎縮した顎は簡単に拡大できます。歯を抜く必要はありません。患者さんに合わせて痛くないように、上顎を拡大しましょう。
2つの装置で治療は終了しました。犬歯が生えた後では治療が複雑になり装置が3つ、4つと多くなります。

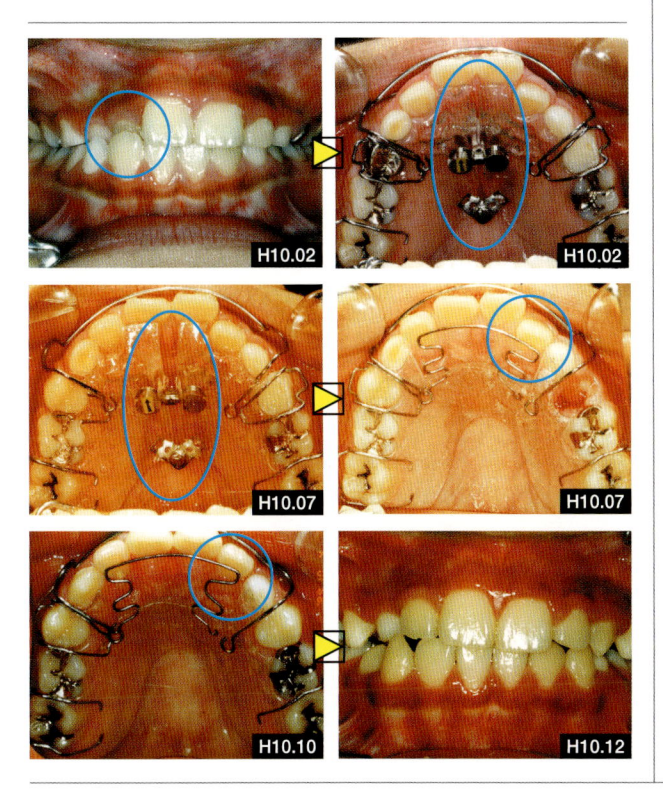

下顎の叢生の症例

下顎が小さいので、前歯が曲がって生えたのです。歯が並ぶ大きさに下顎を側方に拡大しました。歯の並ぶスペースが確保できたので、前歯の後からスプリングで歯の軸を修正しました。
歯を抜く必要はありません。

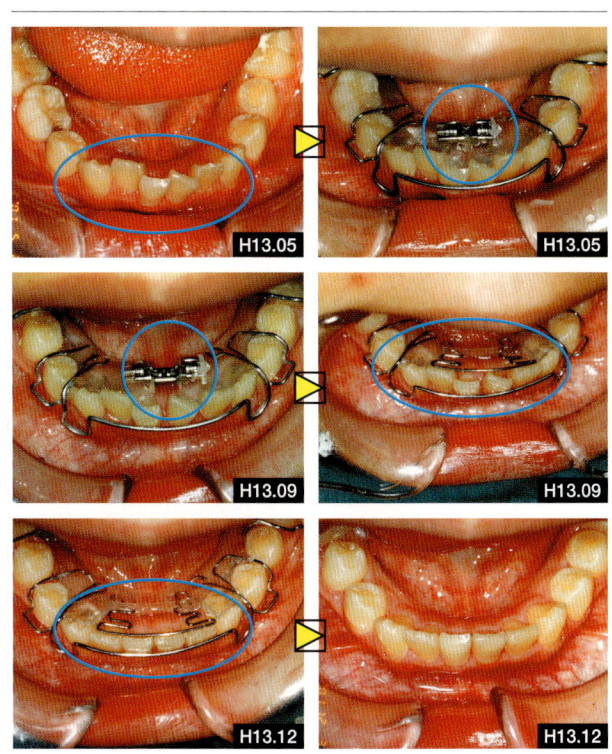

床矯正以外の装置を使用しますか？

ワイヤーの矯正もするのですか？

治療の基本は
発育不全の顎を正しい大きさに拡大します。
顎を小さくした弱い咬む力を強くする訓練をし、「良い顔」にするため口のよい姿勢を保つことです。

ワイヤーによる治療は、あくまで補助の治療として使用します。床矯正の欠点は、顎・歯を一方向にしか移動できないことです。
ワイヤー矯正の利点は、歯が動けるスペースさえあれば多数の歯を三次元的に移動できることです。低年齢で治療を開始すれば、歯並びの乱れは少ないので、ワイヤーを使用する可能性は少なくなります。

顎の拡大とワイヤーを使用した症例

床装置で上顎を側方に拡大して、歯の入るスペースをつくりました。形状記憶合金のワイヤーで、すべての歯を三次元的に移動します。

正面の経過　　上顎の経過

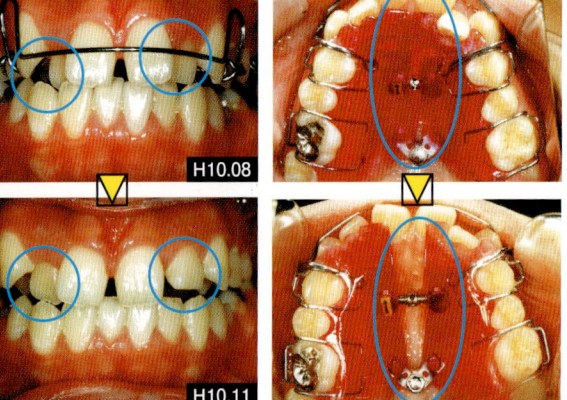

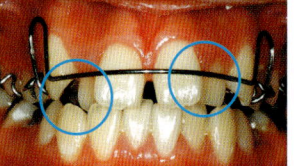

拡大後、歯の向きが不揃いなのでワイヤーを使用しました。

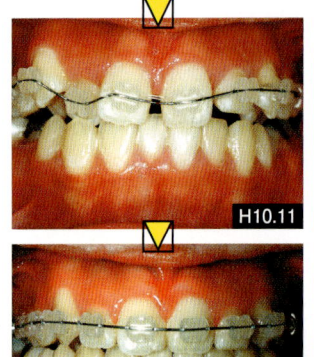

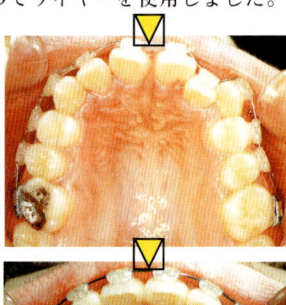

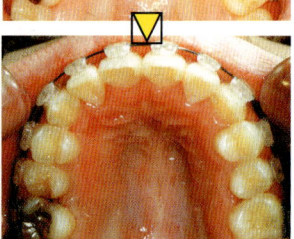

後戻りしないためには？

治療後、歯が元の位置に戻ってしまうことがあります。これを「後戻り」といいます。後戻りを防ぐために、二つの大切なことがあります。

1.保定装置をつける
動かした歯は、歯のまわりの骨が固まるまでその位置で保っておく（＝保定する）必要があります。専用の装置（保定装置、リテーナー）を主に夜間装着します。

2.よくかんで食べる、悪習慣はなおす
かむ力が歯にかかることによって歯は直立し、歯の根の周りの骨密度が上がります。また、歯の内側にある舌と外側にある頬・唇による内外の力がつり合うところに歯は並びます。飲み込むときに舌で歯を押す癖や唇をかむ癖はなおします。

歯科医師や患者さんは歯並びが悪いと考えますが、体の機能から考えると、不正な機能にはそれなりに不正な歯並びで、体のバランスを保っているのです。
歯並びだけ治しても、悪い機能のままではまた元の悪い歯並びに戻ってしまいます。外観だけで満足してはいけません。
せっかく治した歯並びが後戻りしないためにも、不正な機能も治しましょう。

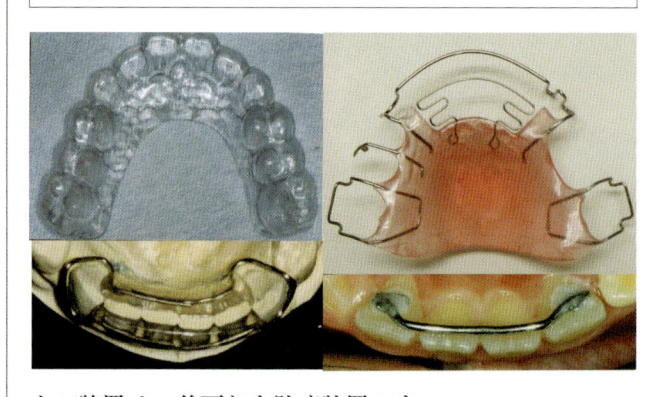

上の装置は、後戻りを防ぐ装置です。
基本は、装置に頼らず、かむ機能の育成と維持が大切です。
外見的に歯並びがきれいになっても、かむ機能が回復しなければ、歯並びは元に戻ります。
オクルーザーでかむ機能の回復が確認できた時、または、より機能が安定した段階に移行した時点が本当の治療が終了した時です。

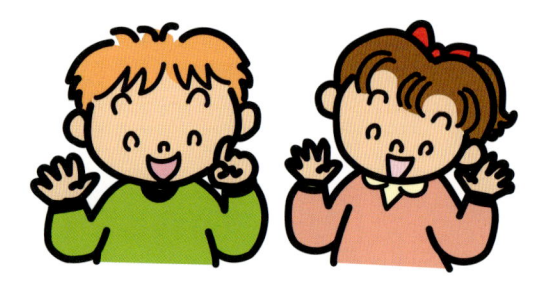

次は、実際の症例を見てみましょう。

＊全ての症例において上顎の咬む面の写真は鏡面を介して撮っているため、正面の写真と左右が反転しています。

おかしいと気がついた時に開始すべきです。

症例01 犬歯が生えてきましたが、スペースが足りなくて八重歯になりそうです。
第二乳臼歯を約2.5mm削って第一小臼歯をゴムで後ろに引っぱると、犬歯と小臼歯がきれいに並びます。

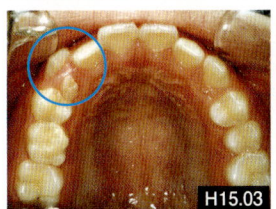

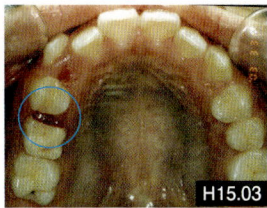

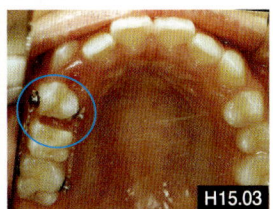

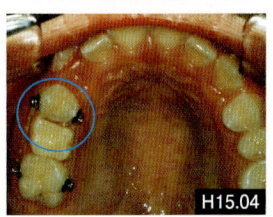

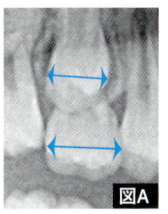

ほとんどの乳歯は永久歯より小さいですが、第二乳臼歯だけは、その後に生える永久歯よりも大きい乳歯です。（図A）

症例02 生えてきた永久歯が、その手前の乳歯に引っかかってしまっています。
永久歯にボタンをつけてスプリングで後ろへ押し、正しい位置に動かしました。

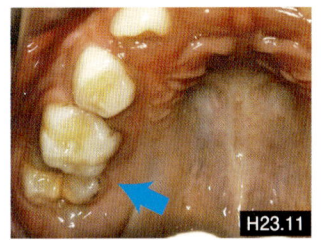

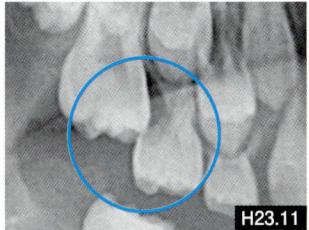

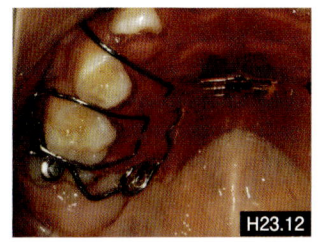

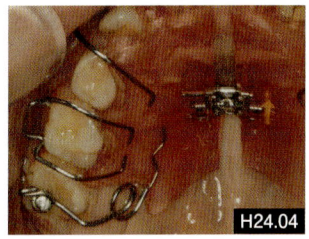

症例03 上の奥歯が外側、下の奥歯が内側に曲がって生えてしまい、咬み合っていません。
それぞれの歯を正しい方向にスプリングで押すと、正常な咬み合わせになりました。

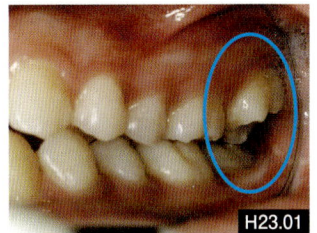

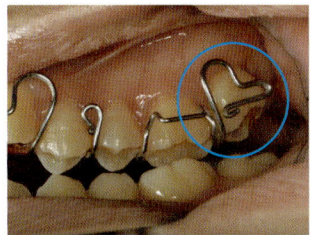

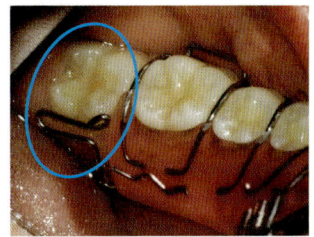

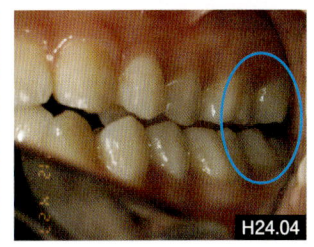

症例04 乳歯が虫歯で欠けたのを放置したために、一番奥の歯が前方に移動して、永久歯の生えるスペースが足りません。
そのまま様子を見ていれば、永久歯が曲がって生えることがあります（右下図B）。
歯を後方に移動して、スペースを作り、生えてきた歯を正しい場所へ誘導しました。

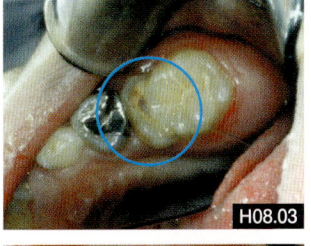

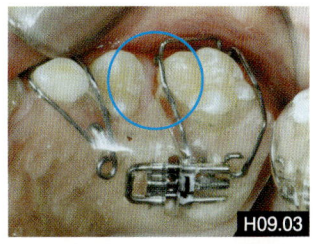

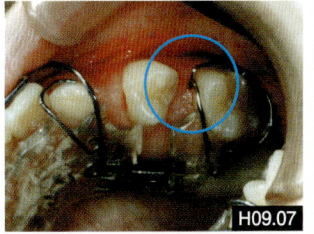

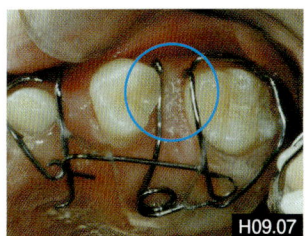

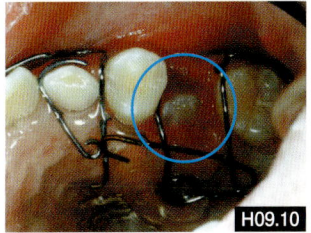

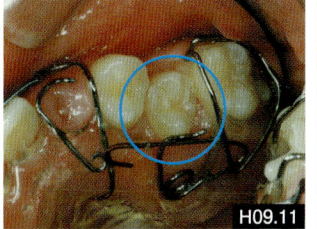

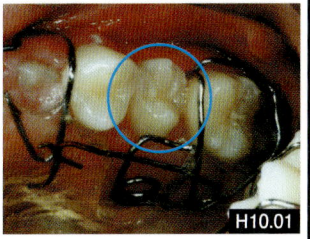

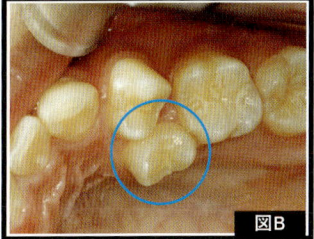

よく見かける症例です。　前歯の叢生

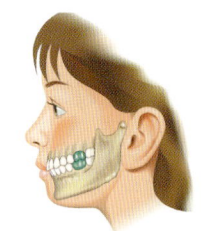

症例 05
上顎の前歯の咬み合わせが逆です。次に生えてくる二番目の前歯のスペースも不足しています。
上顎を拡げると同時に、前歯二本をスプリングで後ろから前へ押します。

顎の前後関係は問題がない歯並びだけの問題です。前歯の咬み合わせが逆だと見た目が気になりますが、問題は見た目よりもその前歯で下顎の動きがロックされて前後左右に動かせない機能障害があることです。

咀嚼するとき人は下顎を上下・左右・前後に複雑に動かして、上下の奥歯で食べ物をすりつぶします。前歯でロックされていると、下顎は上下にしか動けません。正しい口腔機能が阻害されている状態です。正しい機能がなければ顎と顔面の正しい成長発達は望めません。

様子を見ていても決して良い方向には変化しません。正しい成長の機会を失うだけです。

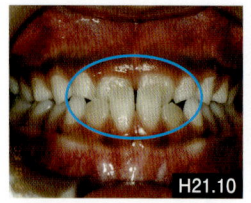

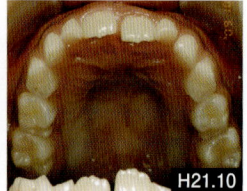

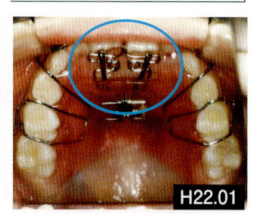

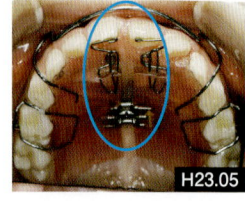

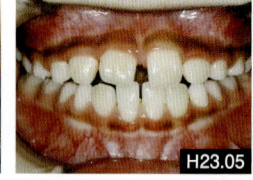

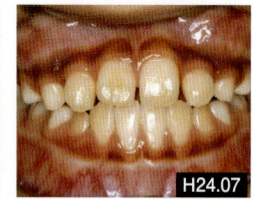

症例 06
歯が入るスペースがあれば、歯を後ろから押します。
犬歯が生えてしまうと、治療はずっと難しくなります。犬歯が邪魔をして簡単には動きません。
前歯の叢生は犬歯が生える9歳半までに治しましょう。

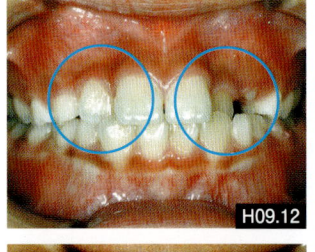

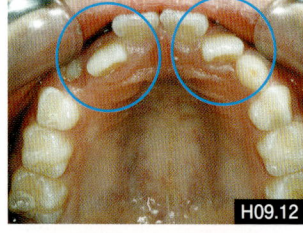

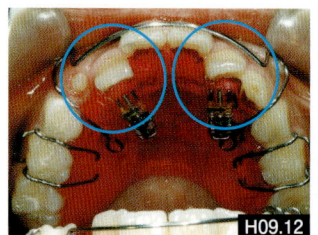

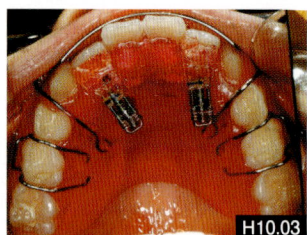

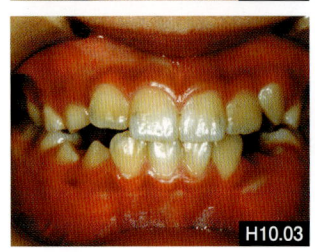

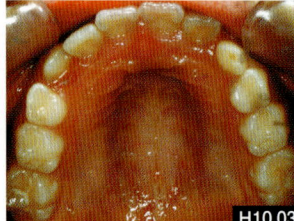

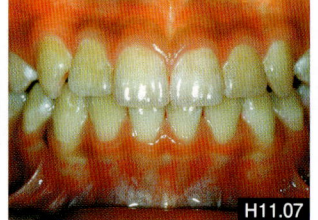

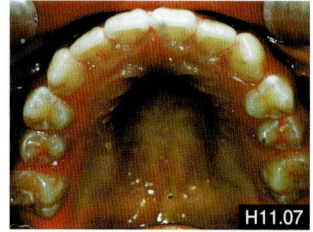

症例 07
顎が小さくて歯の入るスペースがなければ、歯がきれいに並ぶ正しい大きさまで顎を拡げましょう。
歯の入るスペースと正しい口の機能があれば、歯の位置は自然と正しくなります。

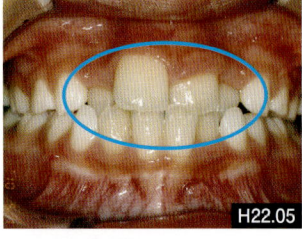

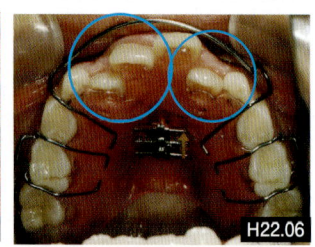

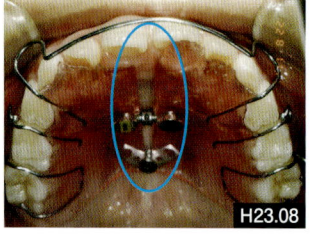

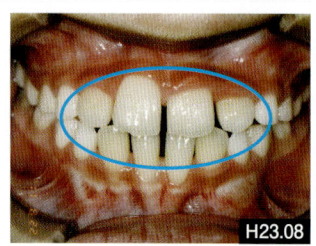

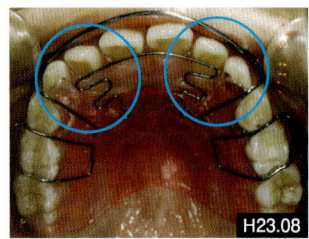

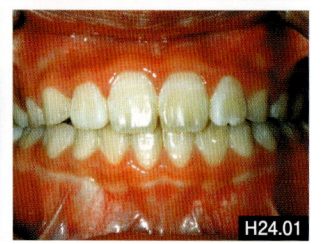

上顎が小さいため前歯が並ばず内側に引っ込んでしまっています。前歯が並ぶスペースを作るため上顎を二つの床装置で拡げました。歯が並ぶスペースがあれば、よくかんで食事する、つまり歯や唇・舌の筋肉を十分に使って正しい口の機能を発揮することにより、正しい歯並びになっていきます（p12参照）。

この症例では、前歯を前に出す装置（症例23参照）を使うことなく、舌の力で前歯が前へ動いたことにより、その分治療費が安くなりました。

症例 08
右側の2番目の歯が内側に入っています。
一番多い症例です。

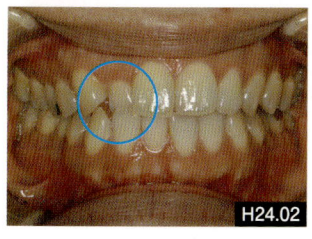

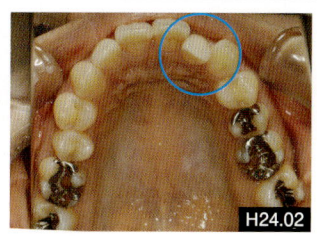

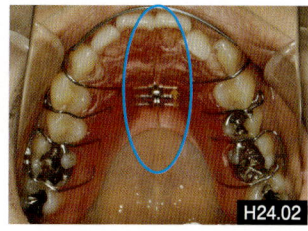

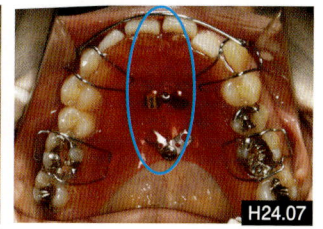

右上の2番目の前歯のスペースが足りません。二つの装置で上顎を横に拡げました。

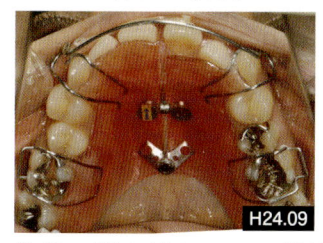

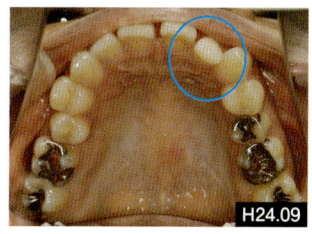

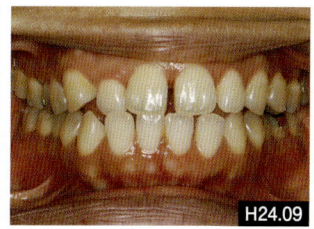

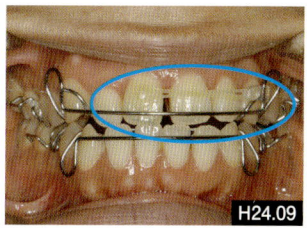

前歯の間が拡がって、隙間ができました。右上の正面の前歯をゴムで左に引っぱって、その右隣の2番目の歯が入れるスペースを作りました。

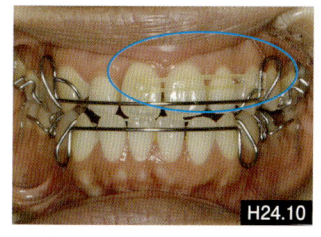

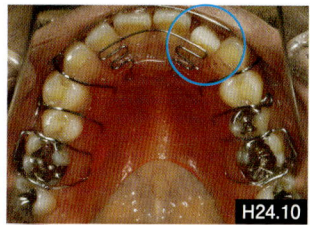

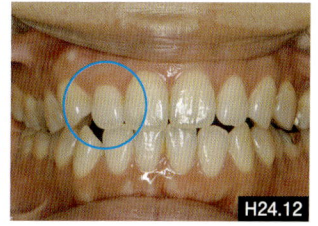

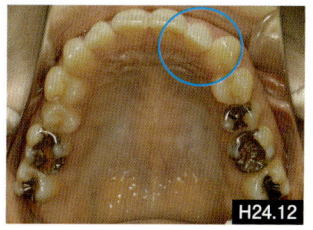

二番目の歯が入るスペースができたので、全体的に前歯を後ろから整えました。

症例 09
口の機能が正しければ歯は自然に正しい位置に移動します。
下の歯によって上の2番目の歯はロックされていましたが、装置で拡げただけで本来あるべき位置に戻ります。

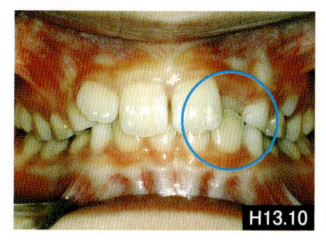

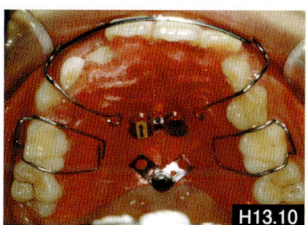

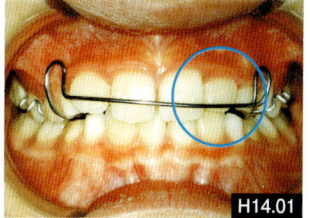

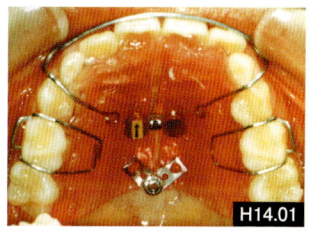

症例 10
7歳半の女の子です。上下顎前歯に叢生があります。混合歯列前期です。犬歯が萌出する混合歯列後期までには期間があります。治療計画としては、下顎の叢生は床矯正装置で歯槽骨を拡大し、上顎の叢生は咬断運動により歯槽骨の育成を指示しました。下顎の拡大は45°で、週1回の拡大です。

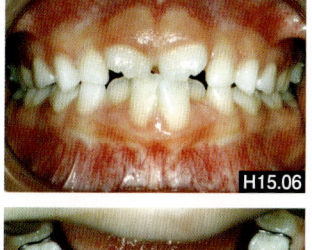

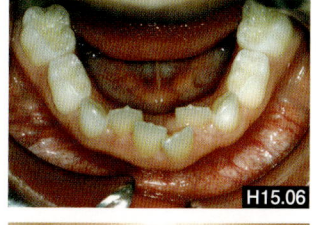

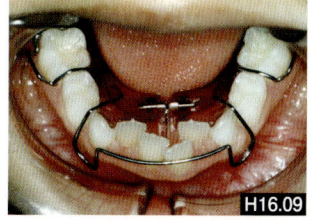

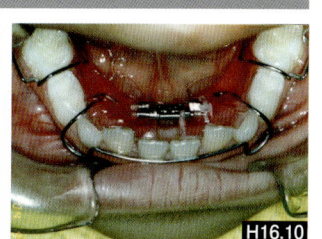

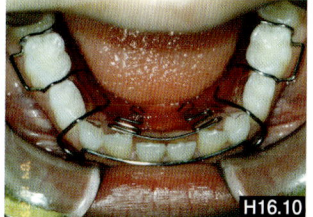

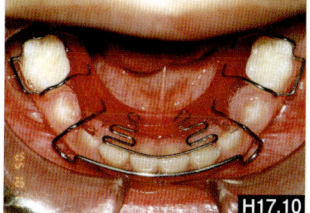

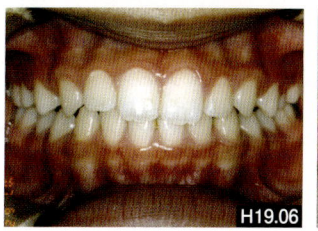

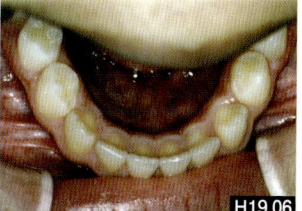

症例 11

症例5〜7のように早期に処置をすれば、とても簡単に治療が終わります。同じように見える症例ですが、犬歯と犬歯の間のスペースがありません。歯を抜かなければとあきらめてはいけません。大丈夫です。顎は必要なだけ拡大できますし、スペースを確保できます。

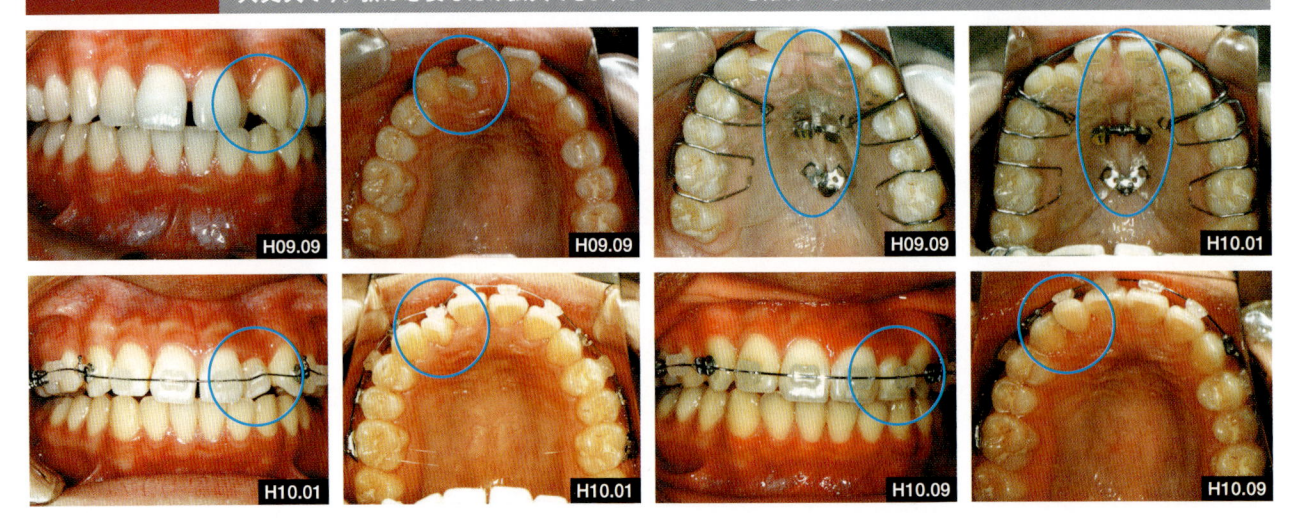

症例 12

様子を見ていて犬歯が八重歯になりました。症例11よりも犬歯間のスペースがありません。犬歯を並べるには臼歯を後方に移動しなくてはなりません。もっとも小臼歯を抜けば話は別ですが…。それだけ、装置の数と治療時間がかかります。絶対に早期の治療開始が大切です。

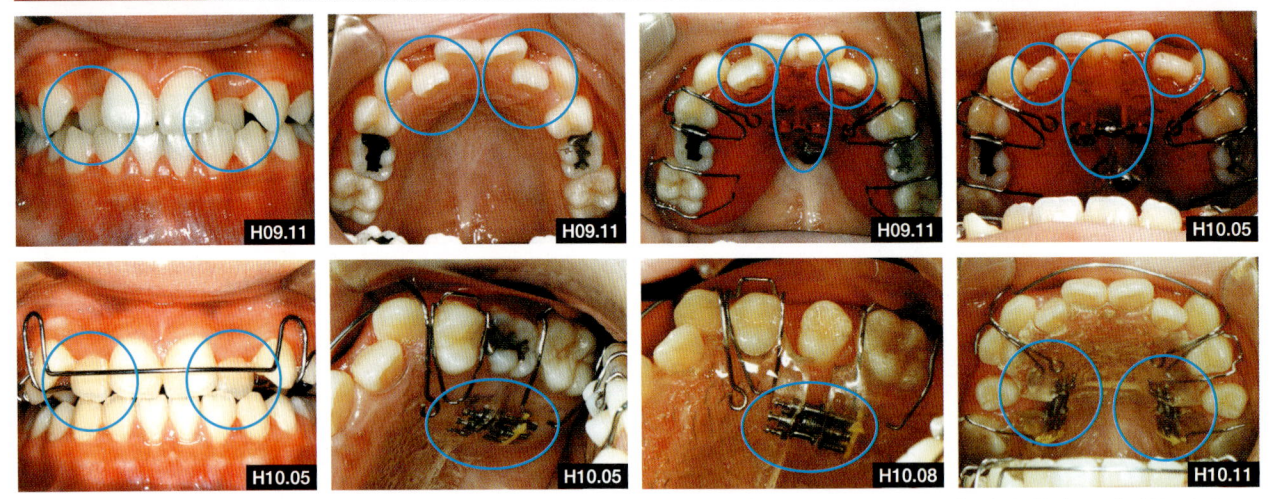

扇状に拡大する装置でスペースを作りましたが、これ以上側方に拡大できないので、奥歯を後方に移動します。

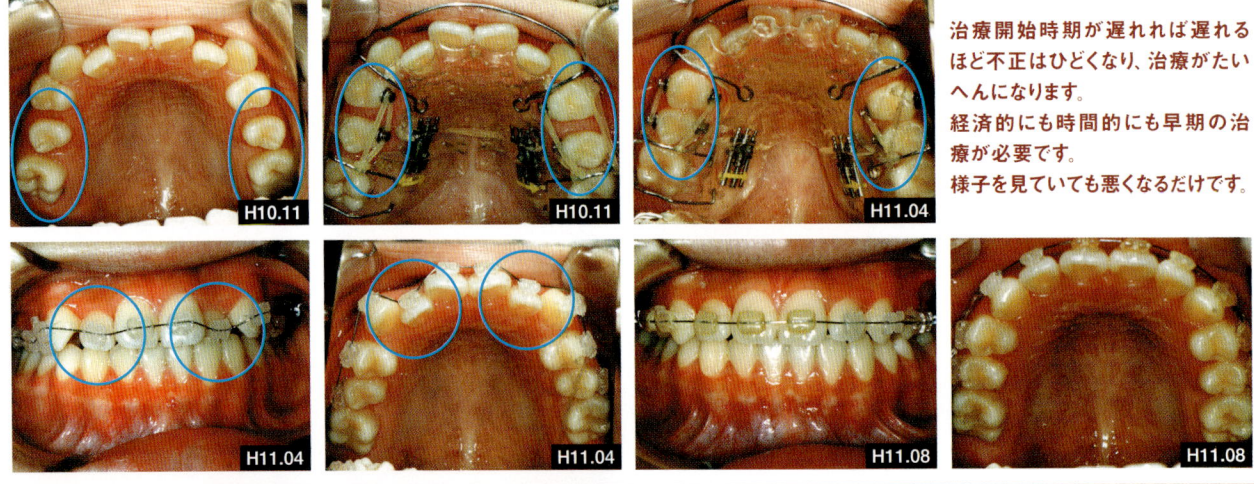

治療開始時期が遅れれば遅れるほど不正はひどくなり、治療がたいへんになります。
経済的にも時間的にも早期の治療が必要です。
様子を見ていても悪くなるだけです。

ワイヤーを止めているモジュール(ゴム)はカレーライス等を食べると黄色に変色します。その時はモジュールを交換しましょう。
現在、アメリカの若者の間ではカラーモジュールが流行しています。
男性ファッション誌のモデルさんたちもカラーモジュールで楽しんでいます。様々な色が用意されています、治療も遊びにしましょう。

症例 13

きれいな歯並びに見えます…。
犬歯の生えるスペースがありません。犬歯が顔を出してきました。
このまま、様子を見ているとたいへんな歯並びになります。

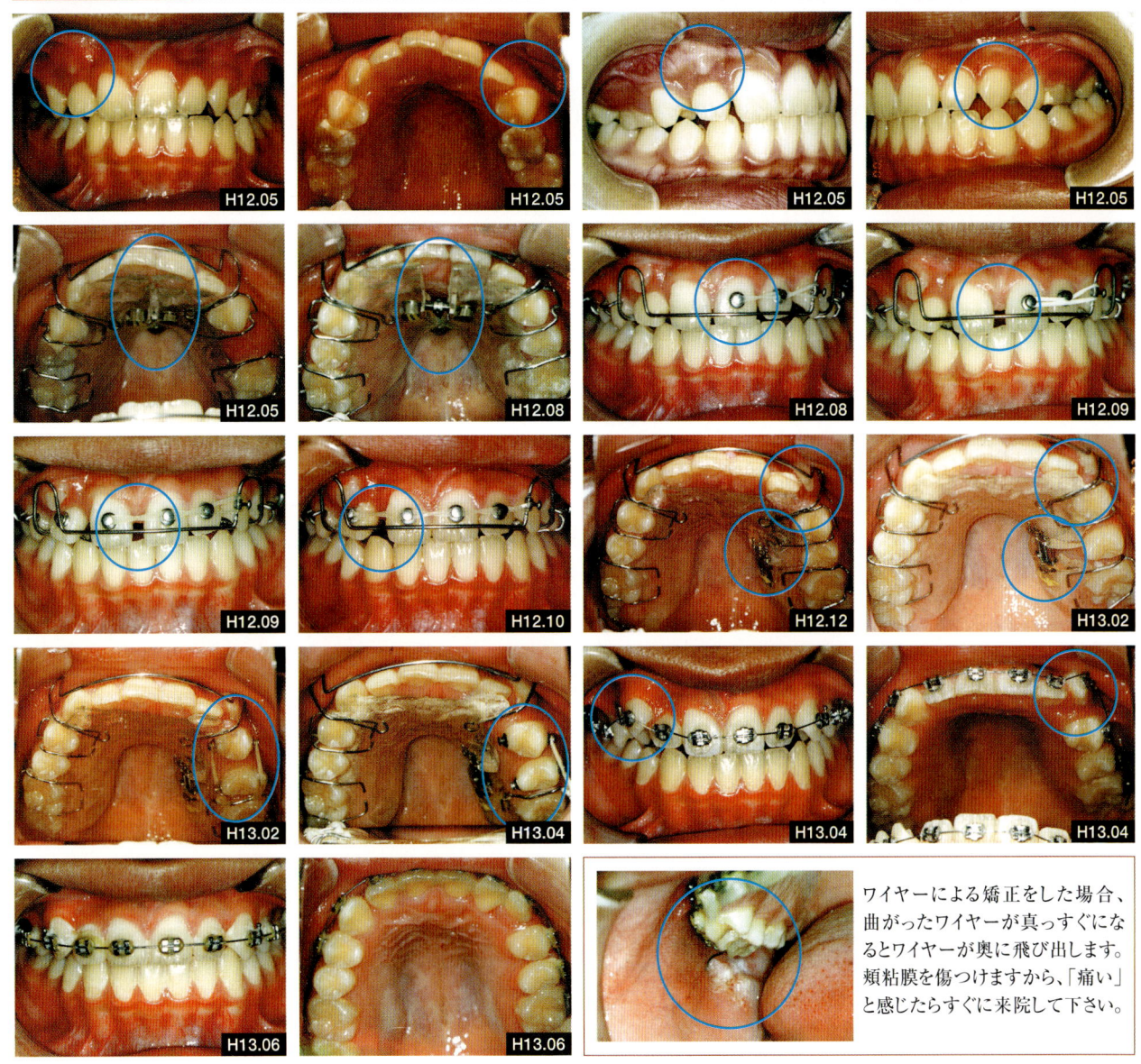

矯正治療は歯が顎に並ばないので歯を抜きますが、あきらめてはいけません。
装置の数は増えましたが、顎を拡げたり、歯を移動することで、歯1本分のスペースを作ることができます。
スペースができれば歯を抜かずにきれいに並びます。

ワイヤーによる矯正をした場合、曲がったワイヤーが真っすぐになるとワイヤーが奥に飛び出します。頬粘膜を傷つけますから、「痛い」と感じたらすぐに来院して下さい。

症例 14

成人の場合、ケースによっては抜歯する事もあります。
床矯正もワイヤーの矯正も治療費用は同じです。

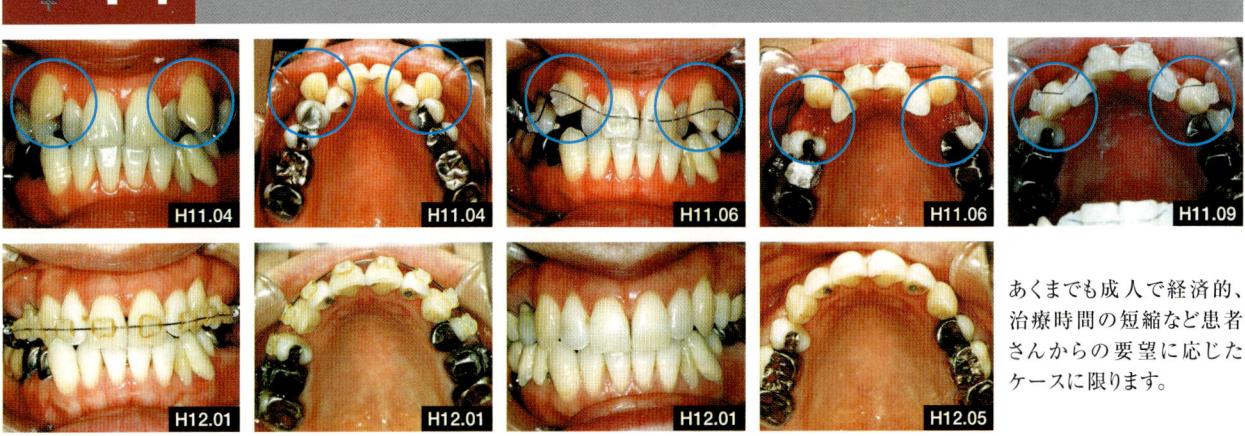

あくまでも成人で経済的、治療時間の短縮など患者さんからの要望に応じたケースに限ります。

症例 15 放置するとどうなるでしょうか。

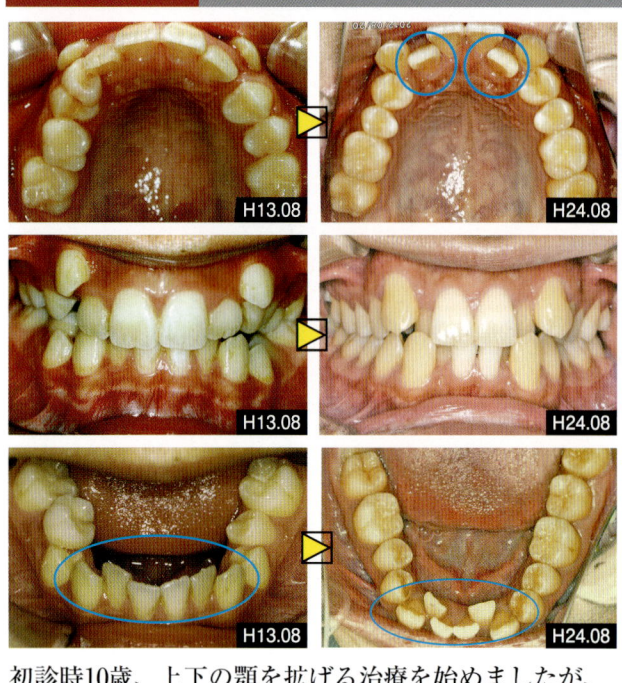

初診時10歳、上下の顎を拡げる治療を始めましたが、ほとんど進まないうちに来院が途絶えました。
11年後21歳、「やっぱり治したい」と再来院しました。

10歳時にはきれいに並んでいた二番目の前歯が、後から生えてきた犬歯に押されて内側に入ってしまいました。

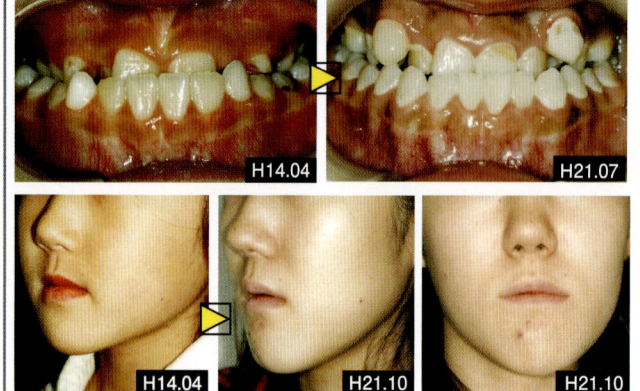

初診時8歳で反対咬合でした。治療せず7年後、15歳で再来院しました。どこが大きく変化したでしょう？
反対咬合の歯並びはあまり変わらないように見えますが、顔は七年間で大きく変わりました。特に下顎が過成長しています。**反対咬合は顔に大きく影響します。**
15歳の女の子はすでに成人女性と同じで成長がほぼ終わっています。身長が伸びるときに顎も成長します。
過成長してしまった顎は外科的にしか改善できません。
第二次成長期（9歳半頃から女子は14歳、男子は17歳頃まで）の前に反対咬合は治しましょう。 上の前歯が下の前歯を覆っていることが下顎の過成長を防ぎます。

症例 16 犬歯が飛び出しています。いわゆる「八重歯」になっています。このまま様子を見ていると、犬歯が二番目の歯（側切歯）を押して、ひどい叢生になります（症例15左）。早期に治療を開始しましょう。

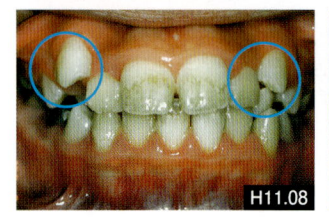

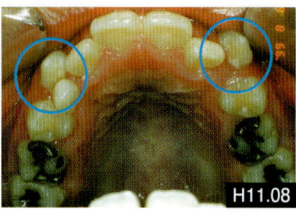

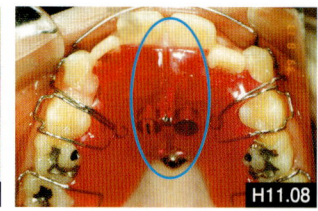

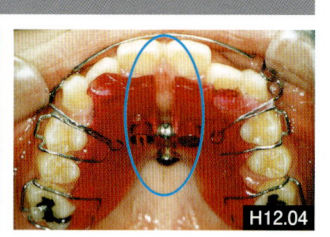

上顎の前歯4本が並ぶまで顎を側方に拡げます。頑張れば1ヶ月で3ミリ拡げられます。

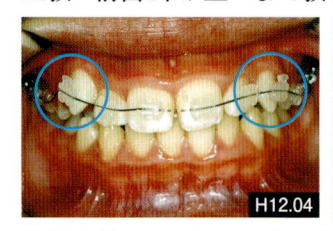

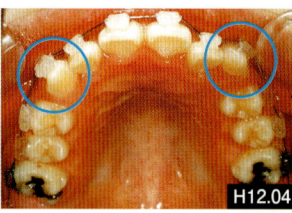

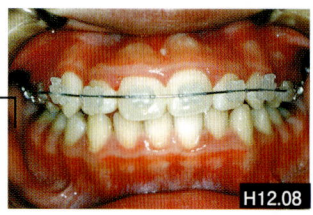

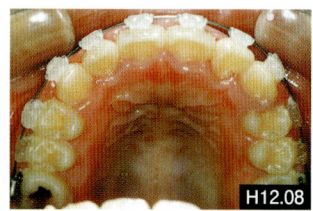

前歯を並べるのにワイヤーを使用しました。全ての歯を移動するのにワイヤーは便利です。

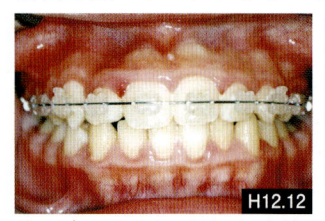

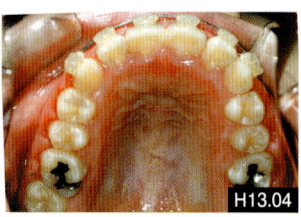

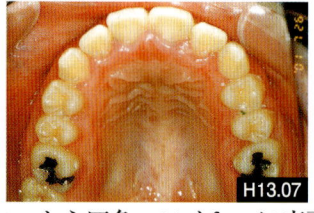

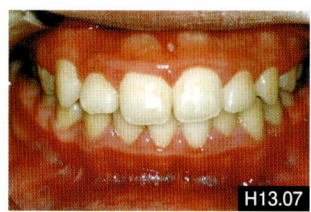

歯の向きと傾きを細かく修正するため、断面が丸いワイヤーから四角いワイヤーに変更しました。
歯の位置が良好になったので、臼歯のワイヤーを除去して、小臼歯で咬む訓練をします。
矯正治療は、治療開始の時期が大切です。臼歯が前方に移動していないので、2つの装置で治療は終了しました。
犬歯と臼歯が前方に移動していると、臼歯を後方に移動しなくてはいけません。**やはり早期の治療が大切です。**

症例 17

前歯2本が重なって内側に飛び出しています。
床矯正装置で顎を拡げて、ワイヤーで歯並びを治しました。
犬歯が「八重歯」になって前に飛び出していないので、短期間で治療が終了しました。

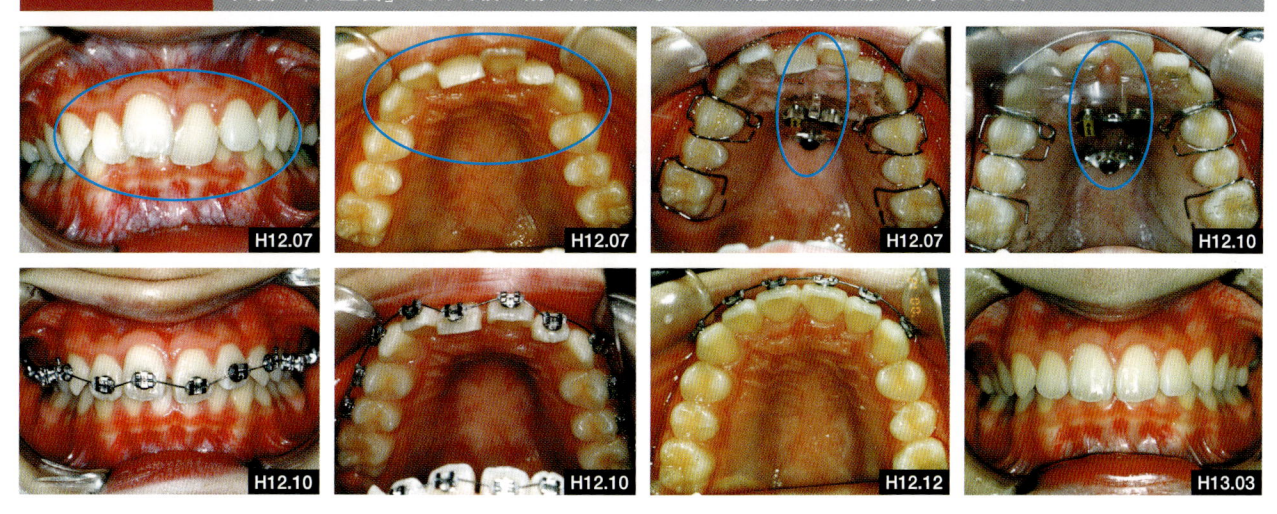

症例 18

左側上顎の犬歯が八重歯になっています。
左側の臼歯を3回後方に移動して八重歯になっている犬歯を入れるスペースを作りました。
形状記憶合金のワイヤーで犬歯の位置を修正しました。

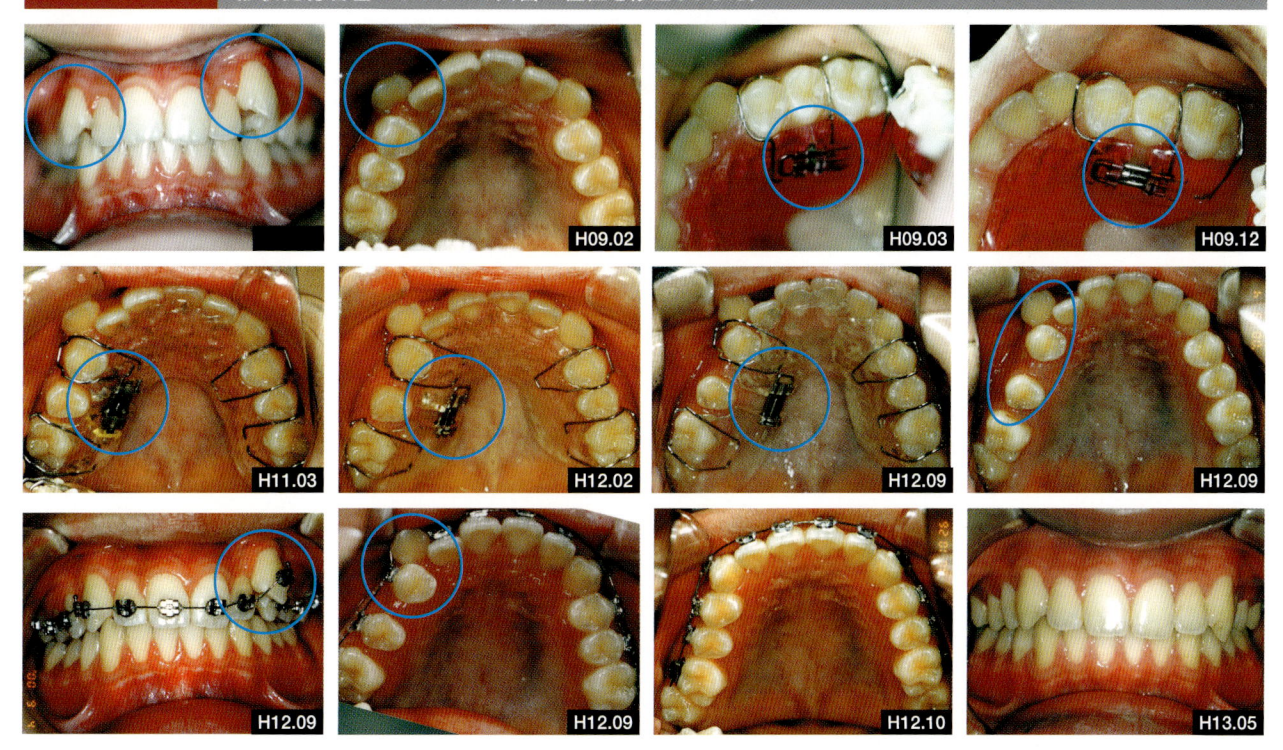

症例 19

第一大臼歯の近心側にスプリングを付与して、スプリングの力で第一大臼歯を後方に移動します。
床装置をした後方移動は作用反作用で、小臼歯・前歯部に影響がでます。
スプリングは大臼歯のみに作用し、小臼歯・前歯部の歯列には大きな影響を与えません。

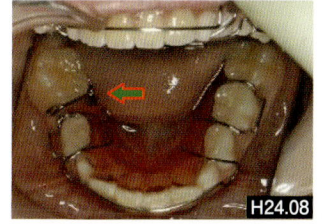

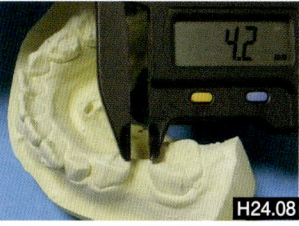

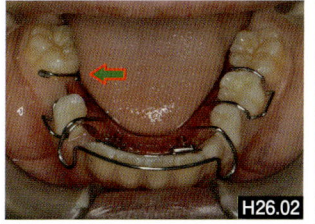

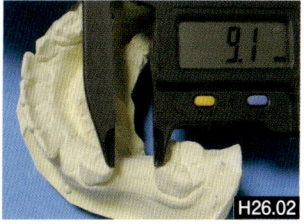

乳歯が早期に抜けました。大臼歯は前方に移動する性質があります。（症例04参照）永久歯が前方に移動すれば、乳歯の下の後続永久歯は正しい位置に生えるスペースがありません。大臼歯を後方移動させ正しい位置に戻す治療が必要です。
不正咬合になる予備軍です。床装置に大臼歯を後方に移動させるスプリングをつけました。4.2㍉しかなかったスペースが移動した結果、9.1㍉確保できました。後続永久歯が正しい位置に生えるスペースを確保出来ました。

下顎の叢生〔そうせい〕

下顎の前歯は、6才までに生えます。この時期に前歯が重なっていたら治療をすぐに開始しましょう。
様子を見ていても何の解決にもなりません。

症例 20 早期の治療ならば1～2個の装置で治療は終了します。
犬歯の萌出前ならば横に拡げることを繰り返せば治療は終了します。犬歯の萌出後は次の症例のように治療が複雑になります。**犬歯の生える10才前に治療を終了しましょう。**

45°週2回の回転を基本として、床を拡大します。痛くなければ巻く回数を任意で増加します。
拡大後はワイヤーで歯を前後からサンドイッチにして歯の位置を修正します。

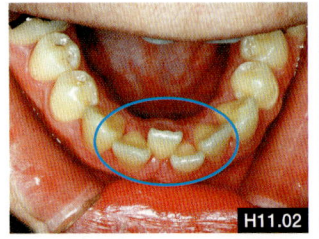

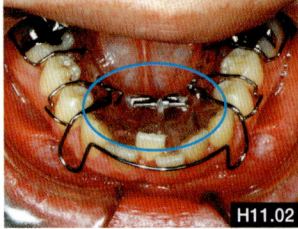

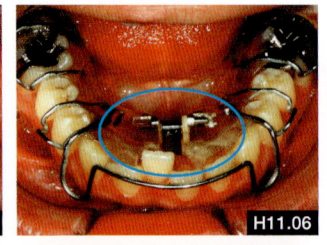

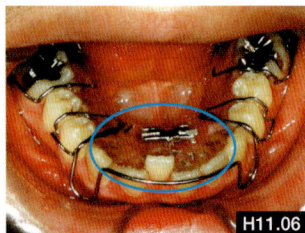

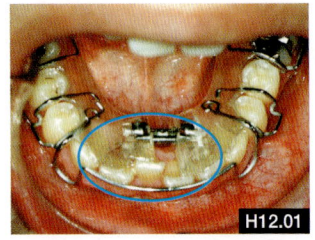

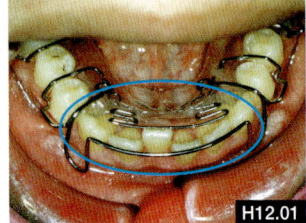

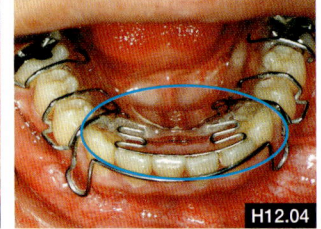

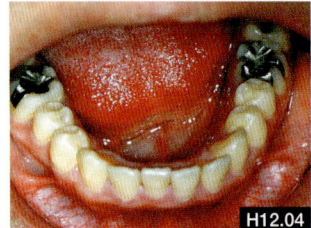

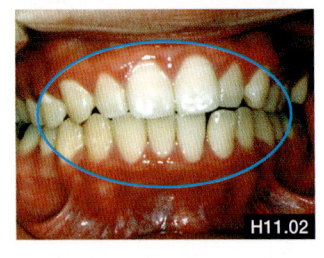

下顎は、機械的に2度顎を拡げました。重なりが少なければ1回で拡大は終わります。上顎は前歯を使うことによる自分の免疫能力で、矯正装置に頼ることなく自己の治癒能力で自然に拡がりました。経時的に前歯の咬み合わせも深くなりました。
自分の咬む能力で自分を治癒させること（生物学的機能療法）が自然の摂理です（13ページの写真参照）。

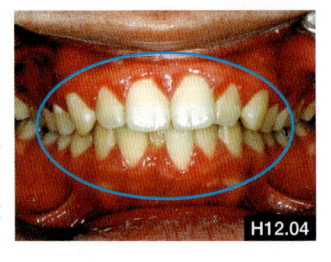

症例 21 犬歯間のスペース不足で前歯が並びません。
前歯が並ばないので下顎を側方に拡大した後、前歯の位置を修正します。

治療の開始が遅れて、犬歯が前に位置すると、臼歯を後方に移動しなくてはなりません。
治療費と治療時間がかかります。**様子を見ていても悪くなるだけです。**早期の治療が望まれます。
犬歯が前歯の前に出ているので症例20のように顎を側方に拡大するだけでは不十分です。臼歯を後方に移動して形状記憶合金ワイヤーを使用しました。結果的には3つの装置が必要になりました。

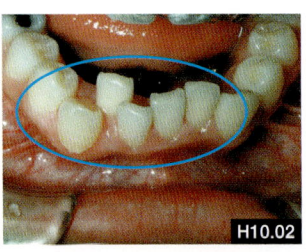

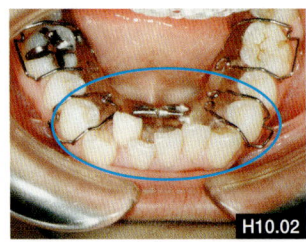

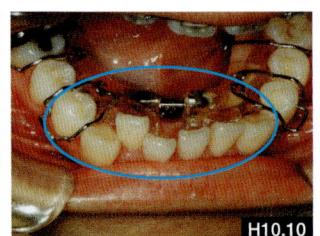

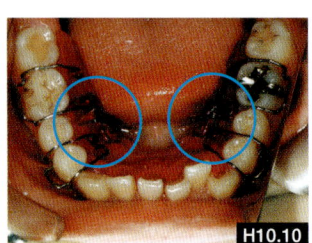

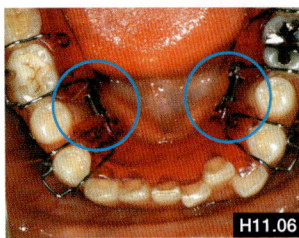

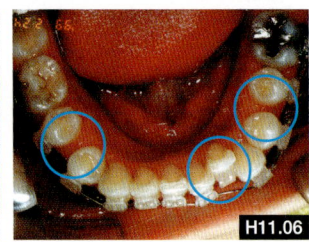

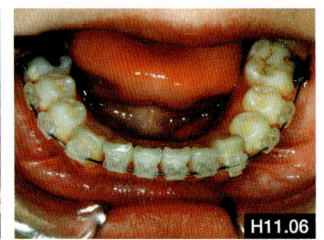

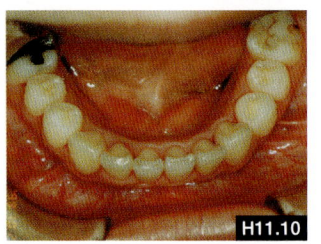

犬歯が生える前に治療を開始すれば治療は簡単に終了します。前歯に歯列不正が発生した時に治療しましょう。
前歯に歯列不正があれば、犬歯はその歯列不正を基準に生えてしまいます。犬歯が生える10才後半から11才までに前歯の治療は終了させましょう。上記は複雑になってしまった症例です。

症例 22 　下顎の前歯が生えるスペースが3本しかありません。

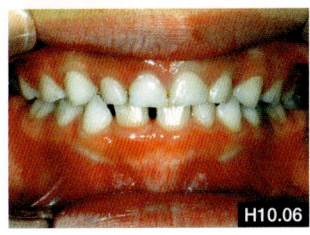

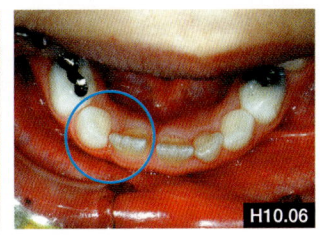

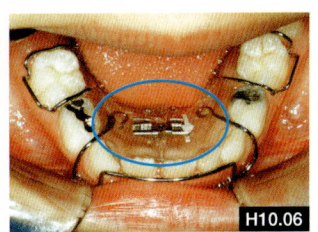

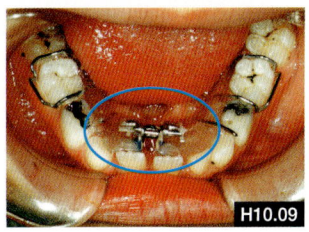

下顎の前歯が3本生えています。右側の前歯1本の生えるスペースがありません。
上顎も乳歯が並んだ段階でびっしり生えていて、大きな永久歯が生えるスペースがありません。
下顎を側方に拡げます。歯が並ばない原因は、顎が萎縮しているからです。
歯が並ぶように顎を大きく拡げるためには、咬む刺激が必要です。
お母さんに食事を与える環境や食材の大きさ、繊維性の多い食材を使用した食事に留意してもらいました。

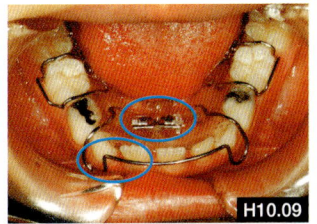

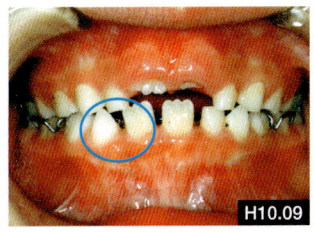

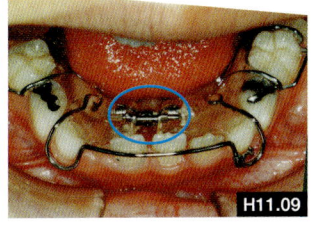

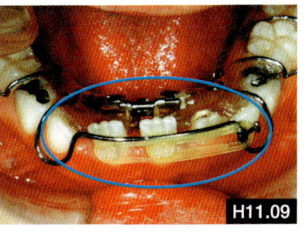

下顎は、床矯正により拡大しました。下顎の前歯は右側に傾いています。
このままでは永久歯の生えるスペースがありません。ゴムの力を利用して前歯を左側に移動しました。
3ヶ月後、上顎の永久歯が生えてきました。上顎は自分の咬む力（バイオセラピー：生物学的機能療法）で顎が拡がり、大きな永久歯が生えるスペースができました。

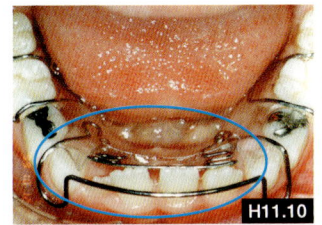

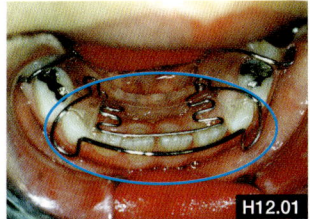

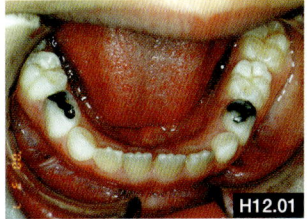

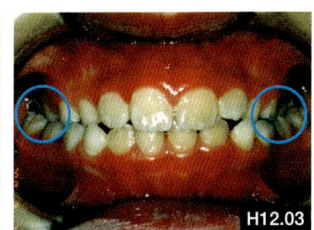

下の前歯は顎が拡がり、きれいに並びました。
上の前歯は自分の免疫能力で自然に顎が大きくなり、上の前歯も並びました。
しかし、よく観察すると奥歯の咬み合わせが反対になっています。

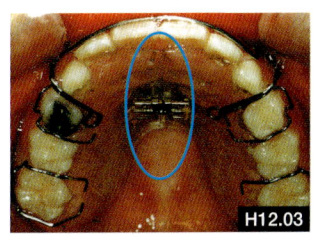

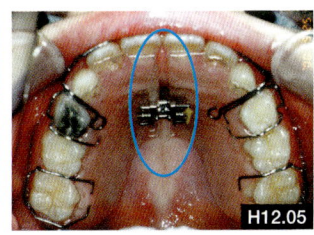

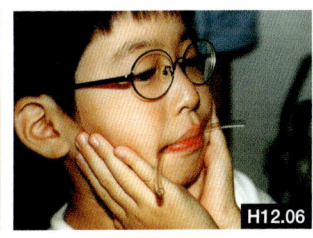

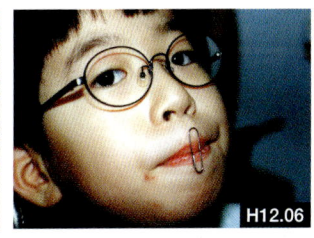

上顎の顎は機械的に拡げますが、チューブで咬む訓練も指導しました。
床矯正の治療は問題点があれば、1つ1つ解決していきます。

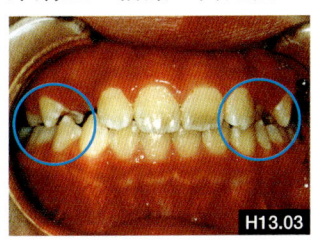

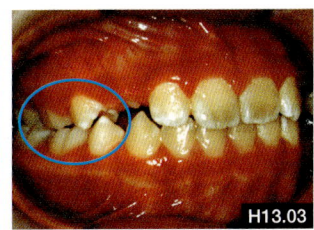

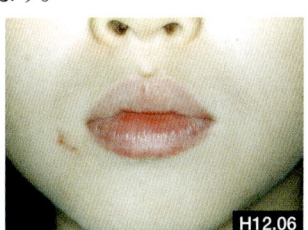

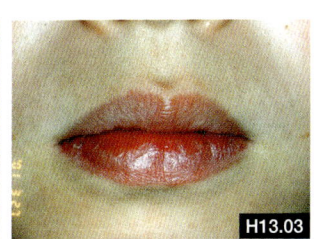

お母さんから唇の形が厚くて気になると相談がありました。唇の厚さや形は、唇の下にある口輪筋の状態で変化します。テレビを見ている時、クリップを1日30分間はさむ訓練をしてもらいました。お母さんに食事の時に前歯でかぶりつく食材に留意してもらいました。治療の結果、本人の機能訓練により唇はきれいな形に変化しました。
上顎を側方に拡大することで臼歯の咬み合わせが正常になりました。

反対咬合の症例

症例 23

上下の咬み合わせが反対になっている状態を反対咬合と言います。反対咬合は①上顎の前歯が原因（歯性）②下顎の位置が原因（機能性）③下顎の大きさが原因（骨格性）の3つに分類できます。
成長過程の早期に治してください。多くの場合は短期間で治ります。この患者さんは2ヶ月で改善しました。

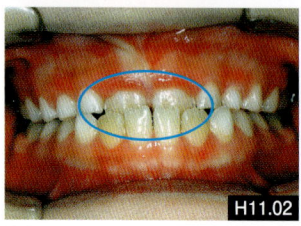

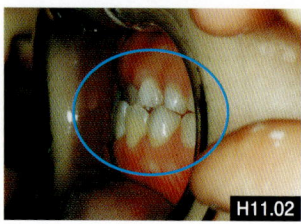

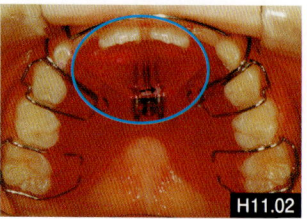

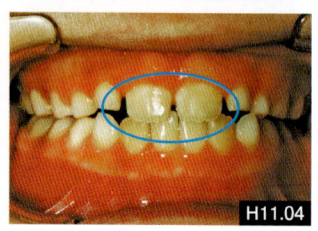

前歯が反対になっています。臼歯はしっかりと咬んでいます。このまま様子を見ていても悪化するだけです。

1：前歯が反対になっているので、咬む機能が低下します。その結果、上顎が発達不足になります。
　横顔が凹状になり、上唇が薄く、下唇が厚くなります（右図）。反対咬合は顔貌を変えます。
2：前歯2本が後ろに生えているので、次の歯が生えるスペースが足りません。上の前歯が叢生になります。
3：上の前歯が下の前歯を覆っていないために、下顎が過剰に成長することがあります。

歯を移動するには固定源が必要です。矯正治療では
顎の外に固定源を求めるヘッドギア、チンキャップなどを使用する方法と、
床矯正のように口の中（顎の内側）に固定源を求める方法があります。

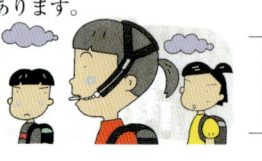

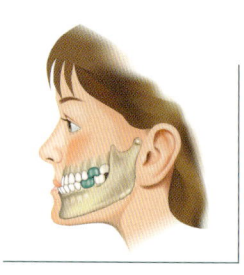

症例 24

反対咬合は顔貌に影響します。放置すると取り返しがつきません。
早期の治療が必要です。治すのは歯並びだけでなく顔貌です。
この患者さんは3歳9ヶ月で治療を始めて6ヶ月で改善し、一年後には咬み合わせが深く安定しました。

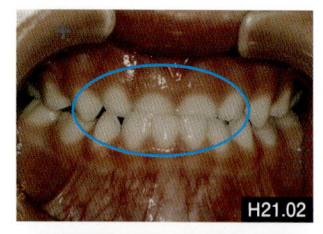

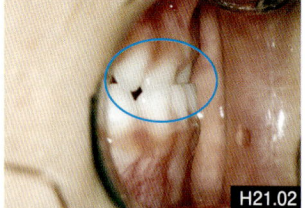

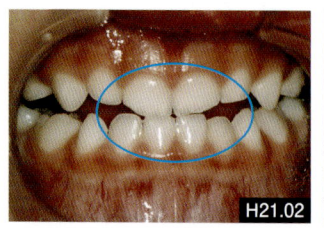

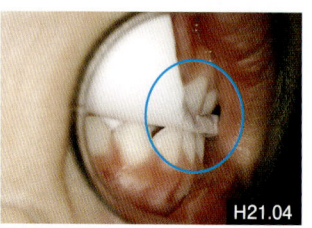

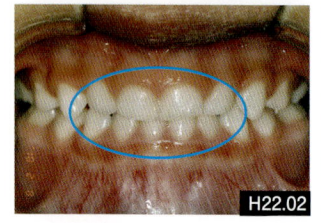

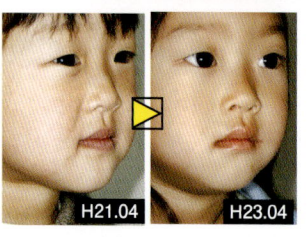

構成咬合（下顎を最も後ろに下げた位置）にすると、前歯で咬めます。
舌は口の中で上顎に触れているのが正しい位置ですが、舌が下がっていると下顎が前へ押されて反対咬合になってしまいます。
舌の位置を正す器具（パナシールド）を寝ている間に口に入れる治療をしました。咬み合わせが正常になると顎の動きが正常になり、顎顔面の正しい発育が促されます。口の機能が正しくなると顔全体の筋肉が発達して、よりよい顔になります。（P5参照）

症例 25

乳歯で反対咬合です。床拡大装置で上顎を前へ拡げました。
咬み合わせが正常になったら、食事の時に前歯をよく使って食べることが咬み合わせをより安定させます。

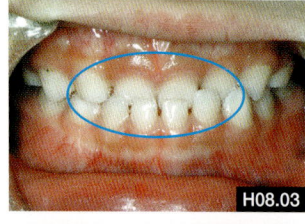

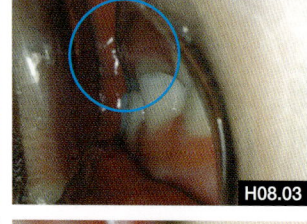

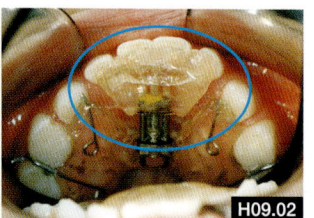

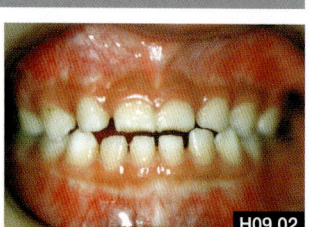

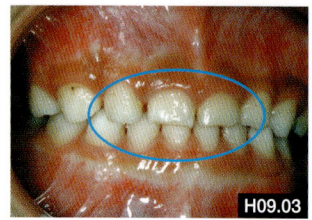

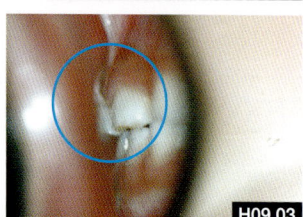

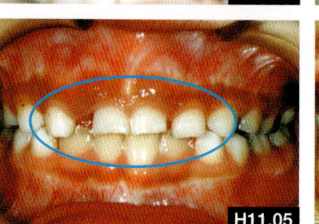

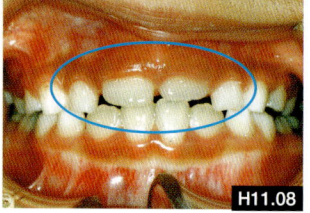

反対咬合は上顎の発育不全です。それは顔貌の萎縮です。上顎を成長させなければ顔貌が大きく変わってしまいます。
発育過程の問題です。できるだけ早く治療を開始しましょう。この患者さんは4才から治療を開始しました。治療により上顎が発育しました。

奥歯の咬み合わせが反対になっています。

症例 26

このままでは顔が変形します。上顎が下顎に比べて小さいか、頬づえやお絵書きするときの顔を圧迫する姿勢などの悪習癖で、上顎の右側が変形したのです。

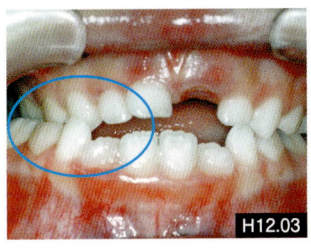

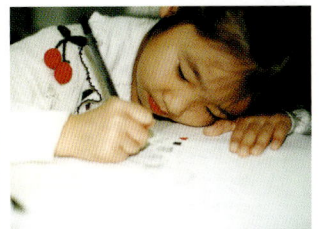

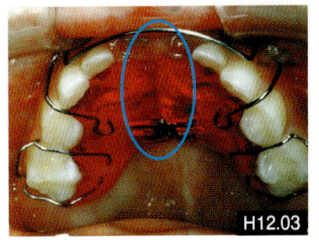

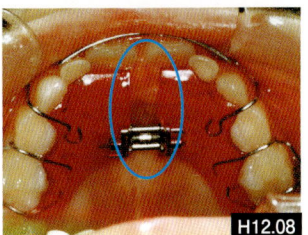

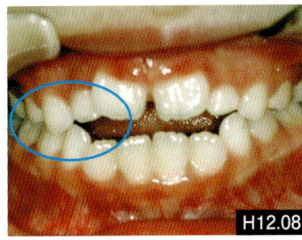

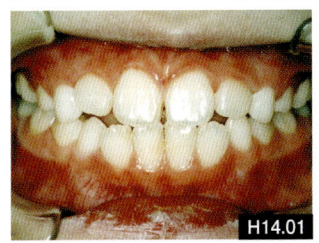

治療としては、変形し萎縮した上顎を側方に拡大します。
前歯が咬み合っていません（開咬）でしたが、前歯を正しく使うことで前歯は正しい咬み合わせになりました。
治療は、機械的な歯の移動だけではありません。
正しい機能が働けば、正しい形態に自然と自分の力で修正されます。
これをバイオセラピー（生物学的機能療法）といいます。
12ページを参照して下さい。

症例 27

重度の反対咬合です。将来、下顎を外科的に切断するといわれた症例ですが、あきらめてはいけません。上顎を前へ拡げました。

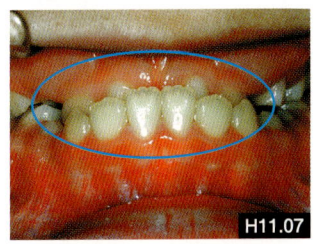

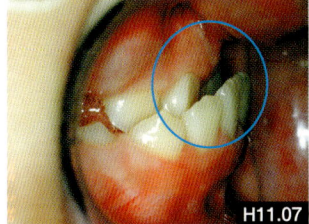

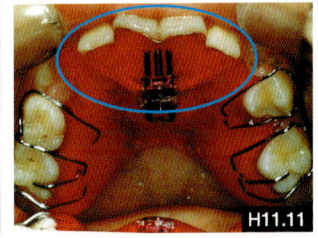

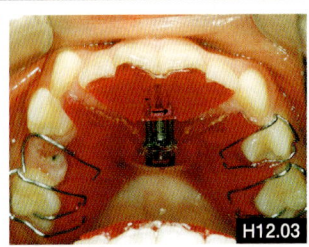

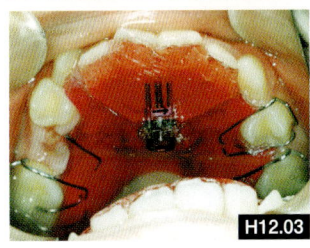

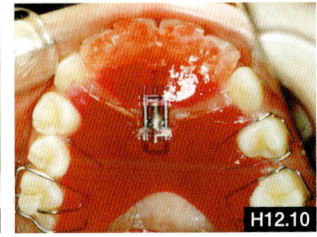

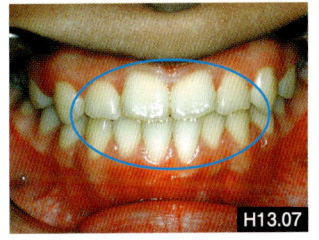

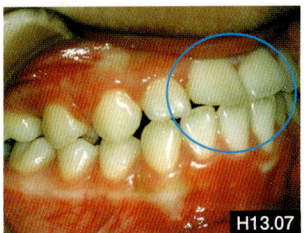

症例 28

反対咬合で八重歯です。早期に治療を開始すれば、もっと短期間で治療は終了したと思います。
左右奥歯の拡大スクリューを同時にまわすと、反動で前歯が前に出ます。
上顎を前後に拡げた後、前歯の叢生を改善するため横にも拡げ、全体をワイヤーで整えました。

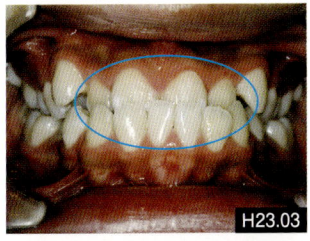

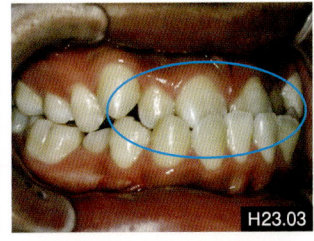

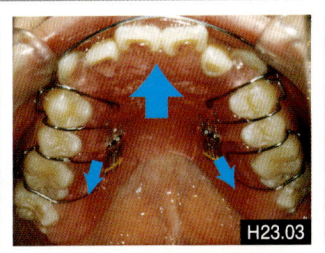

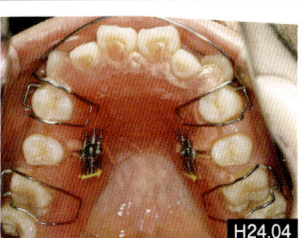

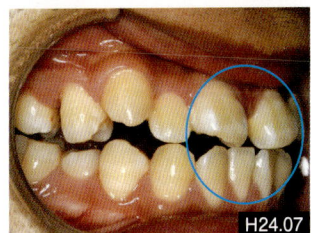

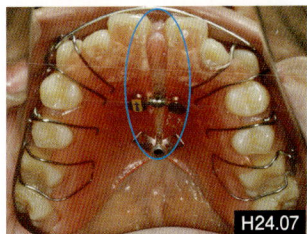

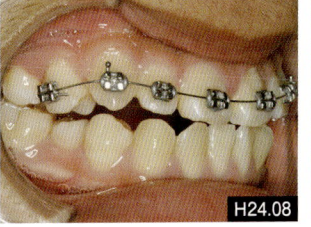

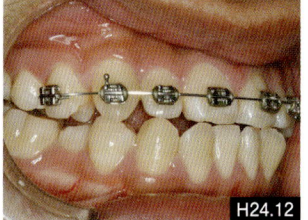

反対咬合と叢生の症例

症例 29
反対咬合と叢生が併発している歯列不正です。
治療過程を細かく見てみましょう。

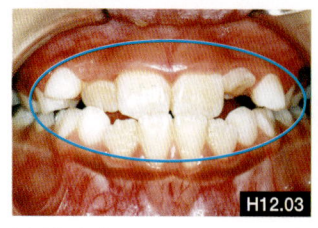

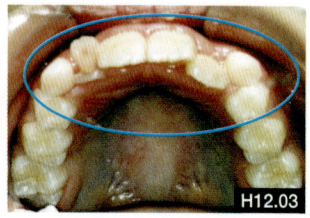

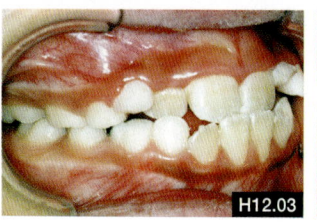

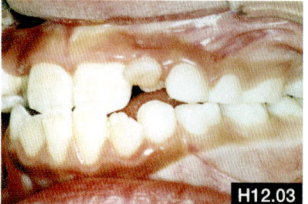

反対咬合は、アングルの3級で下顎の過成長といわれています。しかし、子どもの反対咬合のほとんどは上顎骨の劣成長です。前歯を前方に移動して、良い顔を作りましょう。

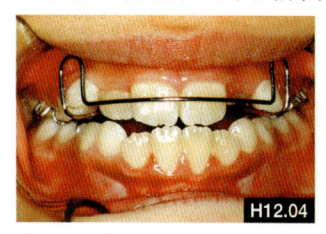

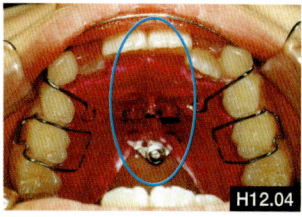

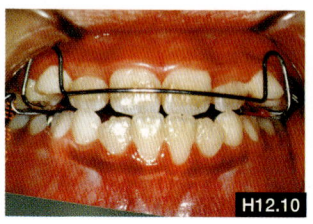

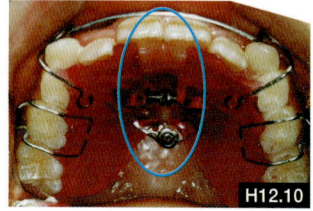

前歯が並ぶスペースがありません。まず、前歯を並べるため側方に拡げます。

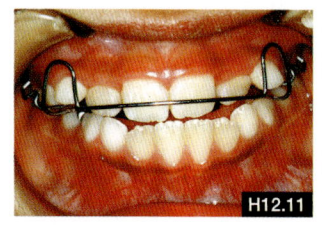

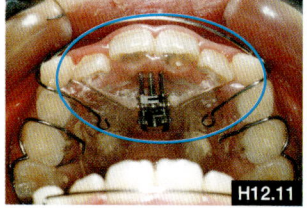

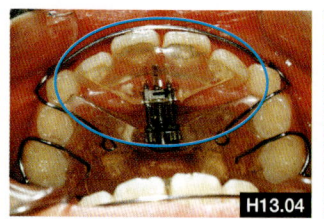

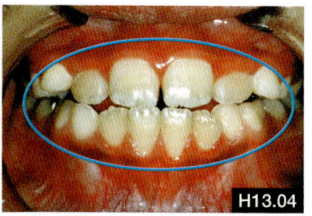

側方の拡大が終了したので、前歯を前方に移動します。

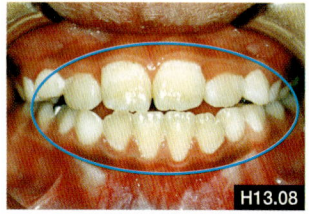

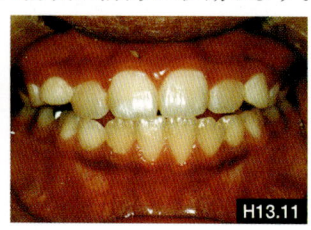

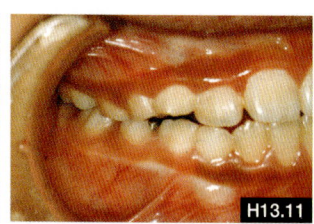

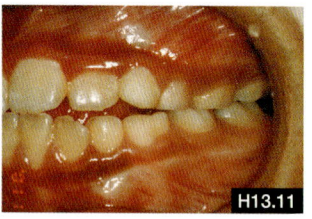

前歯が前方に移動し、前歯で咬めるようになりました。ここからは咀嚼訓練ですが、まだあまり成果が出ていません。

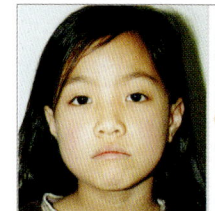

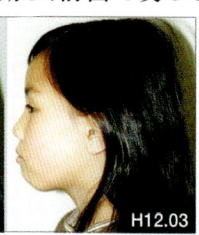

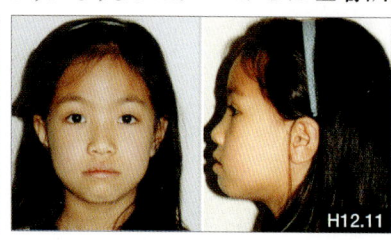

5ページにも出てきた症例ですが、顔がきれいに変化していくのがわかります。治療をしていく過程で、多くのお母さんが子どもの顔の変化に気がつきます。そして、歯の矯正治療は歯だけではなく、顔貌の改善だということに納得させられます。

症例 30
反対咬合に見えますが、実は舌で前歯を押しているのです。
歯並びだけ治しても、悪習癖も同時に改善しないと後戻りする可能性があります。

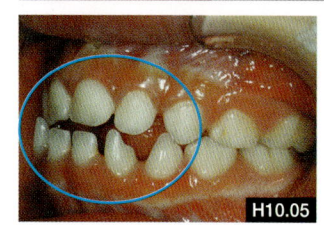

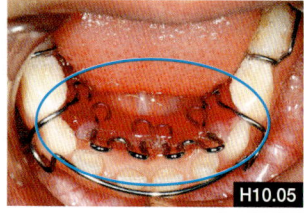

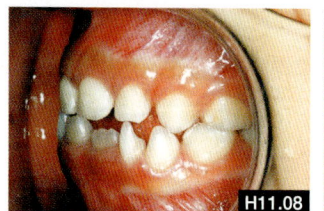

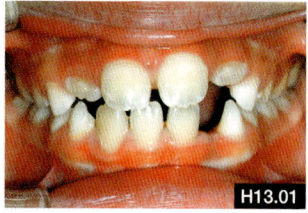

下顎の前歯が開いています。舌が前歯を押しているのです。舌の悪習癖を取り除く装置を入れます。就寝時に装着するだけで、歯は正しい位置に修正されます。

前突の症例

症例 31 患者さんは、前歯が飛び出しているように見えると一言に『出っ歯』と言いますが、上下の顎で『下顎が後退した前突』と『上顎の前歯だけの前突』があります。この症例は後者の『上顎の前歯が出ている出っ歯』です。

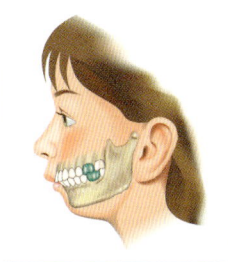

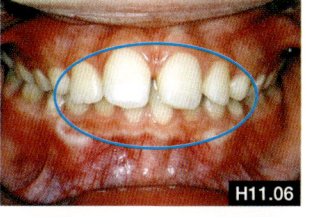

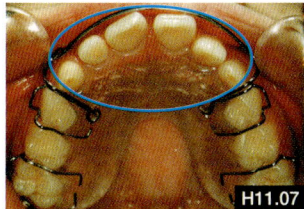

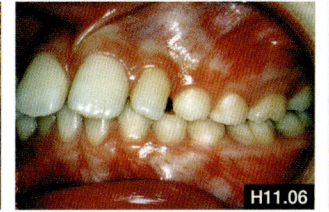

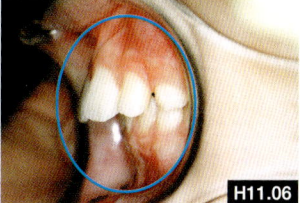

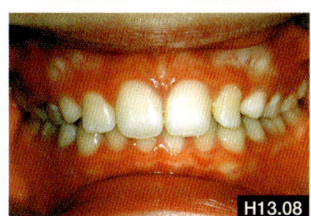

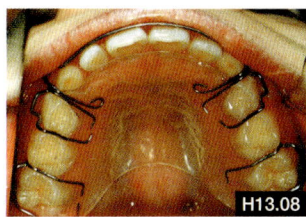

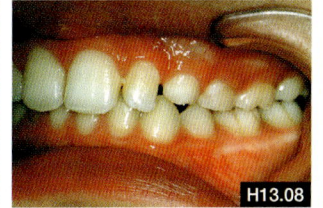

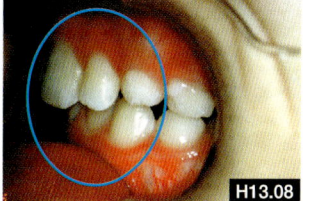

症例 32 上顎を側方に拡げて、歯の並ぶスペースをつくり、床に付属したワイヤーで前歯を後方に押します。唇の形も変わります。

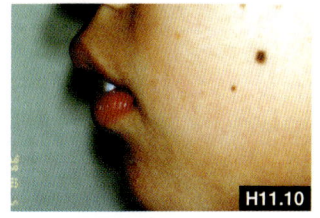

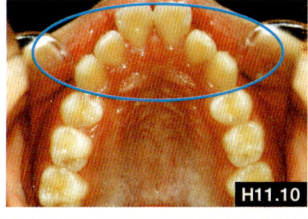

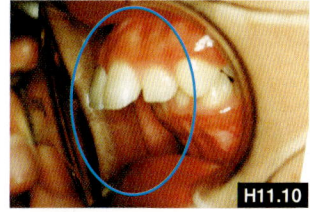

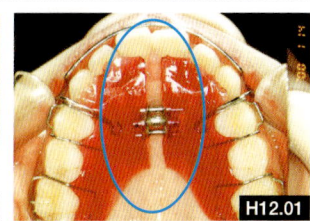

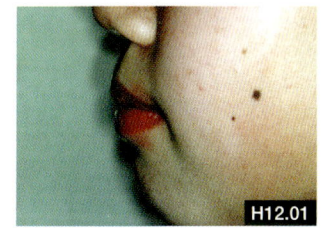

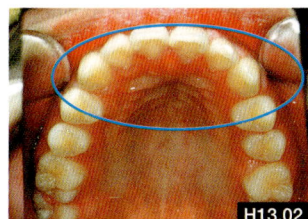

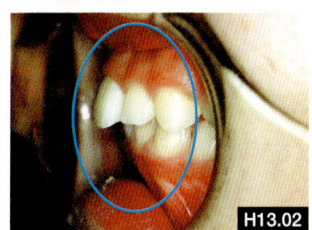

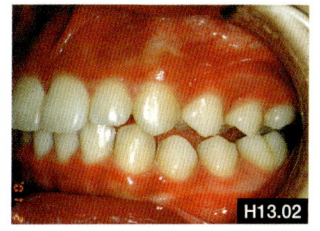

悪習慣から生じた前突の症例

症例 33 唇を咬んでいるだけでも歯は移動します。下唇が赤く腫れています。治療は、上顎を側方に拡大します。本人の自覚も大切です。

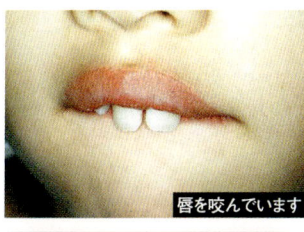

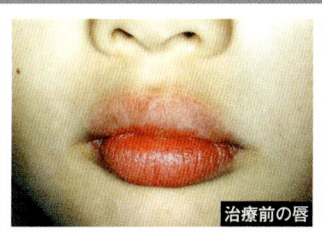

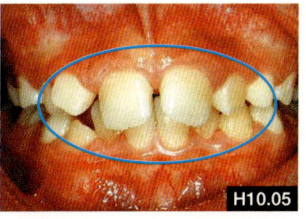

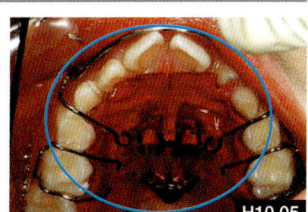

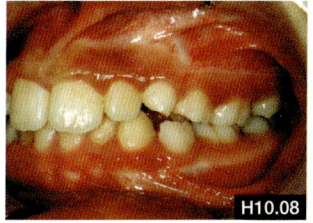

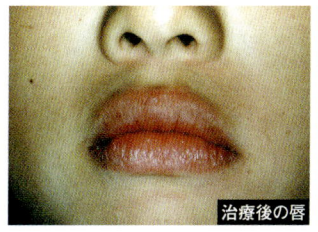

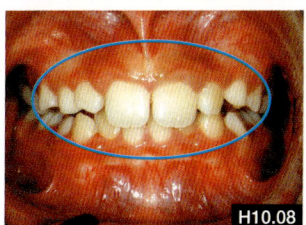

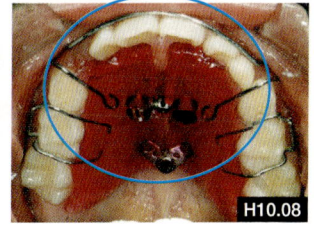

下顎が後退した咬合

症例 34 装置を使って新しい咬み合わせの位置を作ります。今まで咬み合っていた臼歯部が浮いてきます。浮いた歯は互いの咬み合う歯を求めて伸びてきます。そうして新しい咬む位置ができます。食事をする時、就寝時にも必ず使用します。

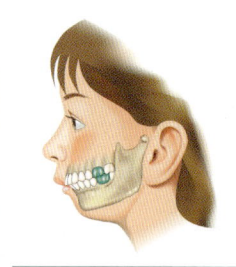

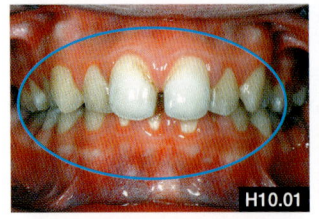

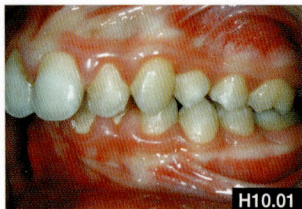

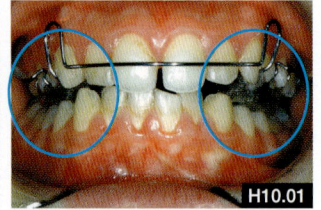

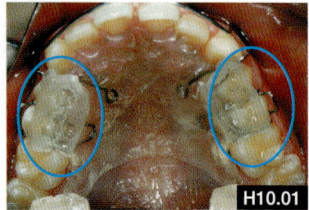

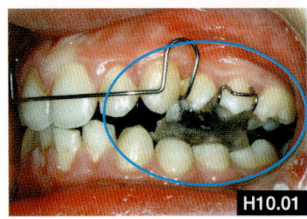

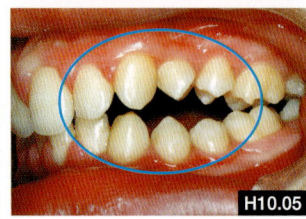

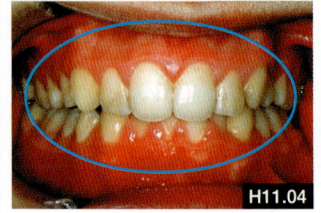

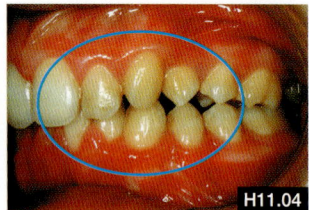

症例 35 上顎の装置に下顎を誘導する斜面板をつけます。この斜面板により、正しい下顎の位置を確立します。下顎の第一大臼歯が前方に移動しました。

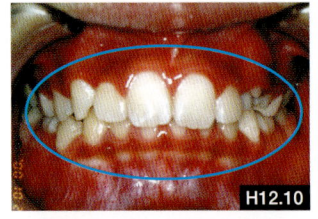

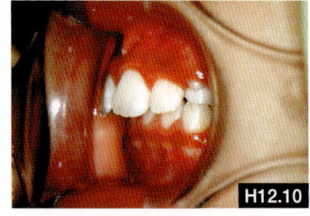

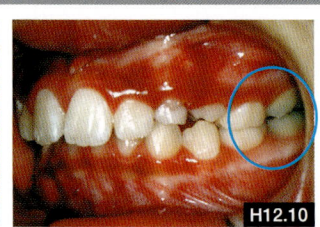

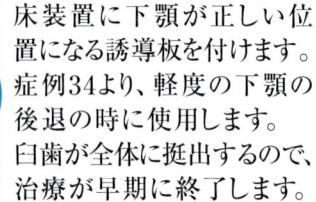

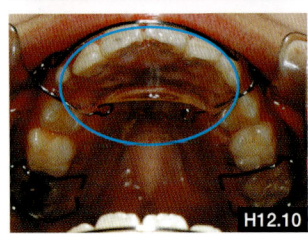

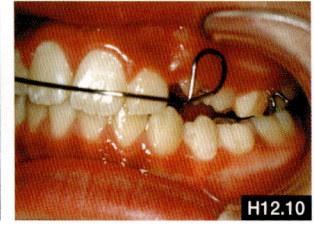

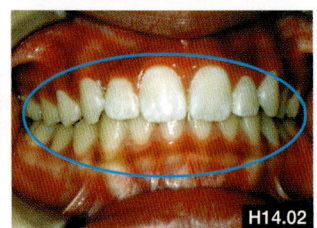

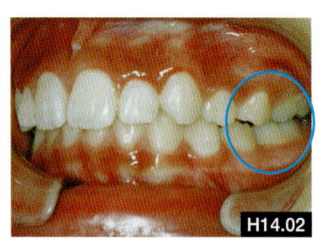

床装置に下顎が正しい位置になる誘導板を付けます。症例34より、軽度の下顎の後退の時に使用します。臼歯が全体に挺出するので、治療が早期に終了します。

過蓋咬合

症例 36 咬み合わせが深い症例です。前歯がロックしているので臼歯が横に側方運動できません。見た目が悪いだけでなく、機能障害も併発しています。

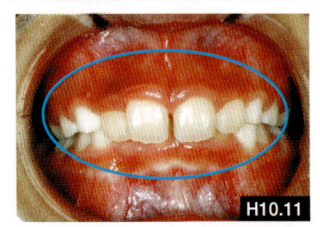

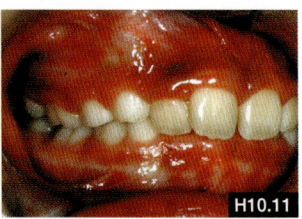

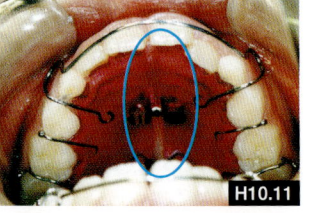

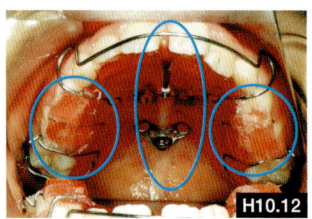

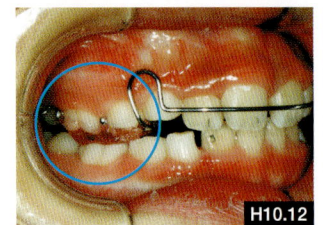

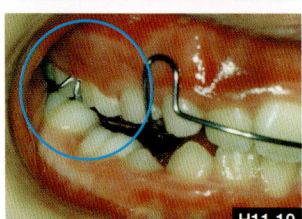

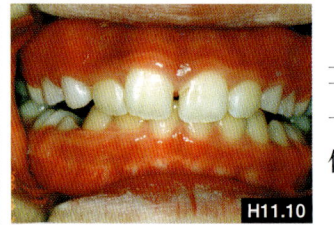

上顎を側方に拡げてから下顎を前方に誘導します。下顎が後退した症例に類似した治療経過になります。

いろいろなことがおこります。

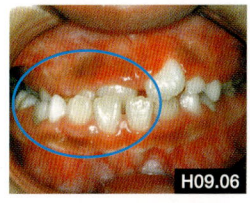

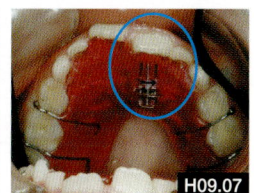

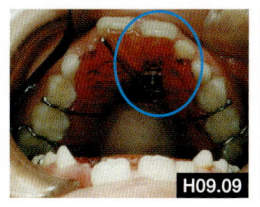

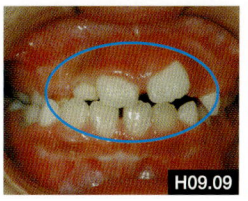

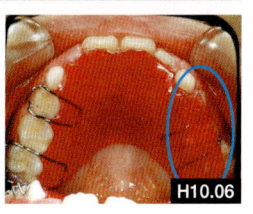

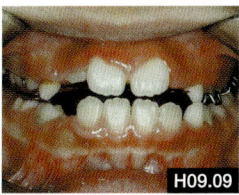

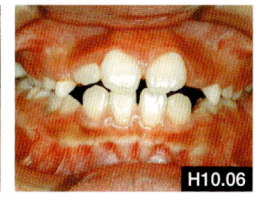

症例 37　交叉咬合　前歯と奥歯の咬み合わせが交叉しています。
このままでは顔が変形してしまいます。

前歯がロックしているので、はじめに床装置を使用して前歯を治療しました。
次に左右に曲がった下顎が正しい位置で咬めるように誘導するプラスチックを上顎の床装置に付けます。
顎の関節も、筋肉も間違った位置を覚えていますから、この装置は食事、就寝時にも必ず使用します。

症例 38　とんでもないところから歯が生えてきました。ワイヤーで歯を正しい位置に戻せます。
ワイヤーの長所を生かしてワイヤーによる矯正治療をします。
神様のいたずらとしか思えません。大丈夫です。そのために歯科医師がいるのです。

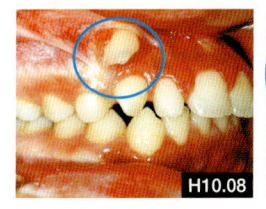

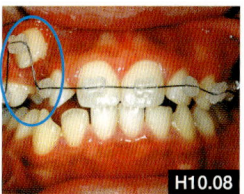

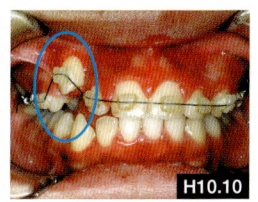

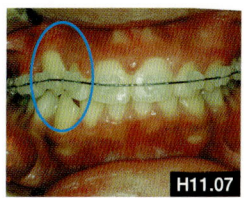

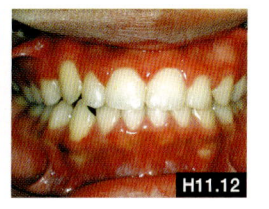

症例 39　先天的に歯のないケースです。歯科の教科書では500人に1ケースと書かれていますが、
臨床的には50〜100人に1ケースの割合で発症します。
第二側切歯、第二小臼歯、第三第臼歯〔2,5,8番目の歯〕の順に多く発症します。

通常の歯科治療の場合、前後の歯を1本ずつ削って、「ブリッジ」という人工の歯を作ります。前後の歯を削らなければ「ブリッジ」は作れません。健全な歯を削るのは歯科医師としてたいへん抵抗があります。現状の治療方法としては、ブリッジを作る方法と人工歯根を埋めるインプラントしかありません。いろいろと考察する必要はあります。
そこで矯正治療してみました。下の症例は右下の第二小臼歯（前から数えて5番目の歯）が先天的に有りません。歯を削らずに床矯正装置を利用して奥の歯を前方に誘導しました。

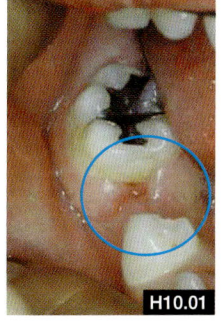

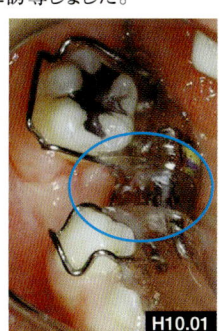

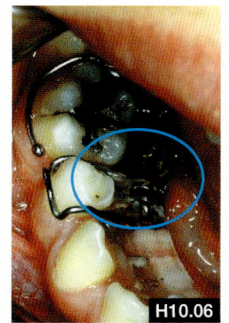

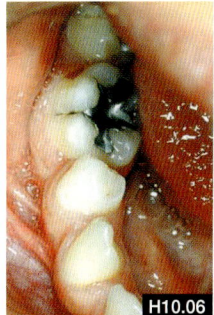

このようなケースの他の治療法として…
1：将来、ブリッジの欠損補綴を処置する。
2：欠損部位にインプラントを処置する。
3：矯正治療を処置する。

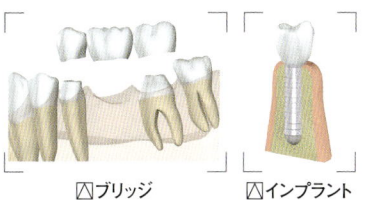

☒ブリッジ　　☒インプラント

症例 40　犬歯が生まれつき無いケースです。
歯を抜いてしまったケースもあります。
いろいろな治療方法がありますが、この症例では歯を移動しました。

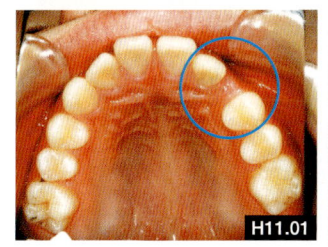

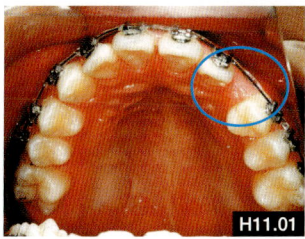

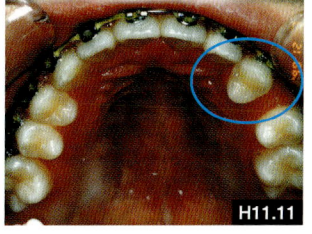

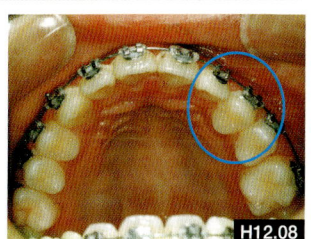

開咬の症例

症例 41　奥歯で咬んでも、前歯が開いてしまいます。

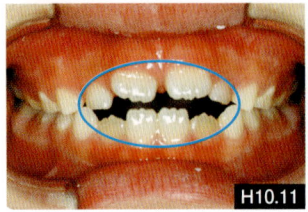

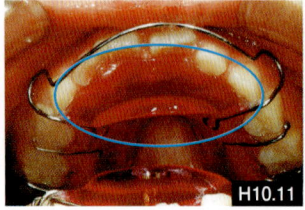

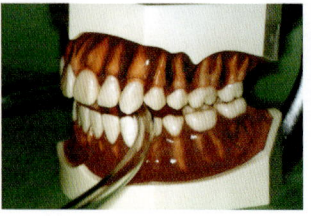

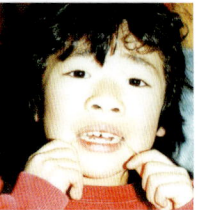

ほとんどの開咬の患者さんは、寝ている時に舌が前歯から出ているか、またはものを飲み込むときに舌で前歯を押し上げています。
舌で前歯を押さないようにする装置（タンガード）を就寝時に装着し、悪習癖を治します。

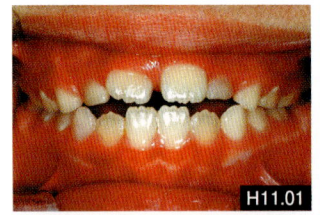

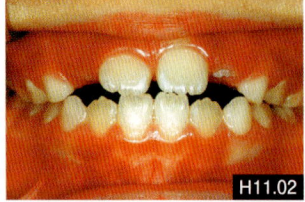

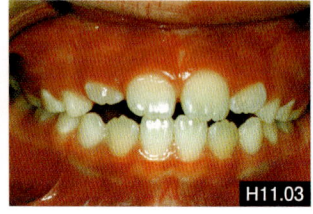

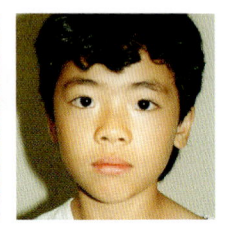

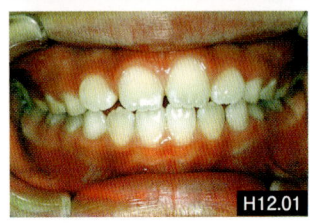

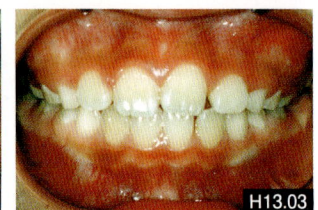

装置を就寝時に装着するだけで歯は閉じてきます。
ここからは前歯でチューブ（パナリング）を咬む訓練をします。
訓練により口腔機能が高まり、さらに前歯の咬み合わせは
閉じてきて、安定した形態になり自然に治癒します。
咬む刺激により上顎骨が育成されて顔貌が改善されます。
治療後の顔貌がこの患者さんの本来の顔貌です。

症例 42　成人の開咬は、成長が終了しているので、機械的に歯を移動する治療方法しかありません。
上下の歯にブラケットとワイヤーをつけて、ゴムで引っぱって閉じます。

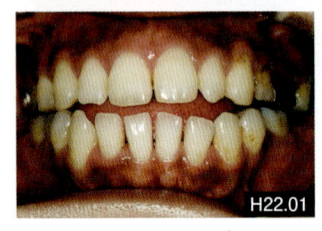

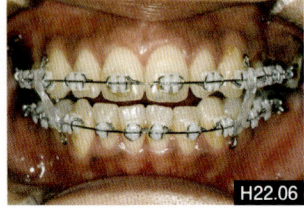

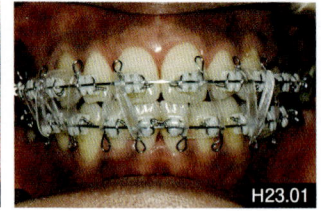

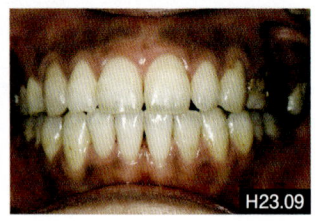

正中離開の症例

症例 43　前歯の2本が開いています。ワイヤーで歯を中心に寄せます。

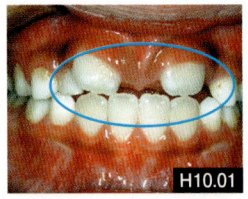

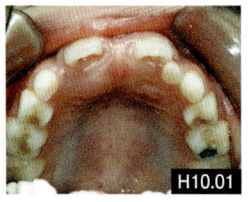

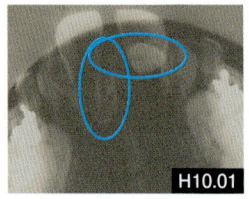

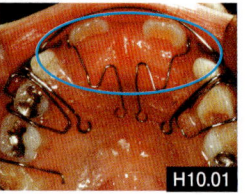

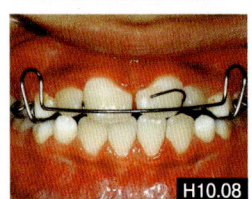

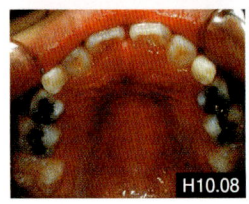

前歯の2本が離れて生える症状を「正中離開」といいます。
原因は、この症例のように過剰歯と呼ばれる余分な歯が邪魔をして正しく歯が並ばないケースと、
上唇小帯とよばれるヒダの付着が強くて歯が並ばないケースがあります。
過剰歯や強靱な小帯が正中離開の原因となっている場合は外科的に切除する必要があります。
この症例では2本の過剰歯がありました。1本の過剰歯は治療の途中で生えてきましたので抜きましたが、
残りの過剰歯はそのまま放置しました。

矯正治療は子どもたちのためだけの治療ですか？

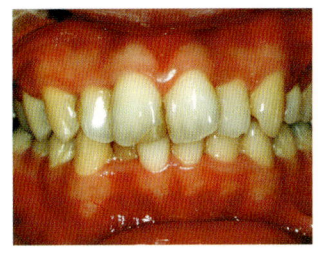

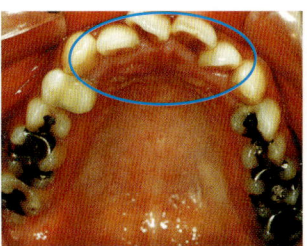

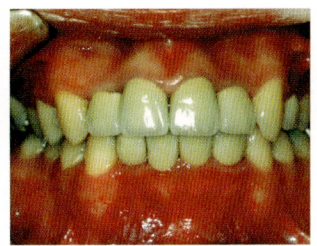

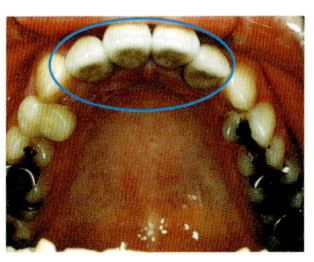

歯並びが悪いと、見た目が悪いばかりではなく、将来、歯周病や虫歯になりやすい状態をつくります。
歯科矯正は予防歯科の一つだと考えています。
将来を考え審美的治療をとり入れて歯を削り、人工の歯をかぶせます。歯を磨きやすくなったことにより歯周病になる因子を軽減できます。ただし、このような治療法もありますが、あくまでも患者さんの選択が第一優先です。

歯周病を伴った症例
この患者さんは歯周病で悩んでいました。

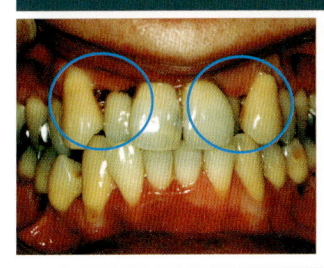

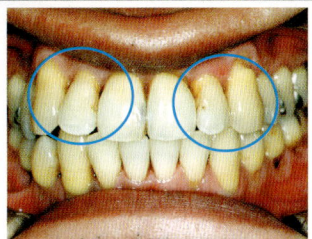

歯周病の治療をしていましたが、なかなか前歯の歯肉からの出血など症状が改善されませんでした。
歯並びが悪いため、努力しても歯周病の原因であるプラークが付きやすく、歯も磨きづらかったのです。
矯正治療で歯並びを改善したことにより、歯肉の状態は改善しました。

歯並びの改善は虫歯や歯周病からのリスクを減少させます。

症例 44　前歯が動いて出っ歯になっていました。

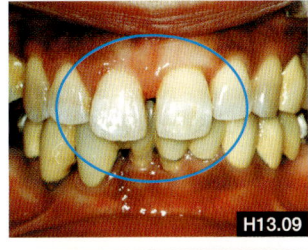

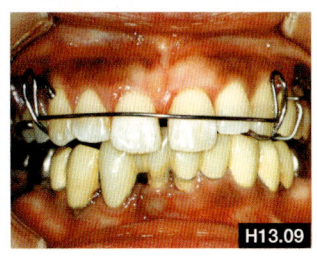

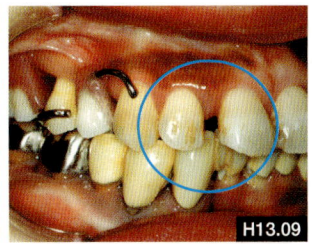

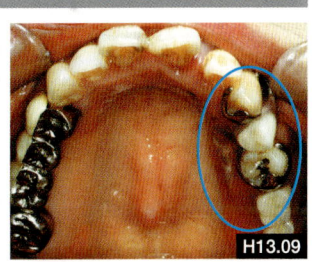

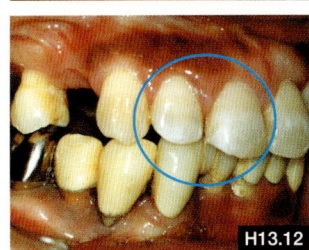

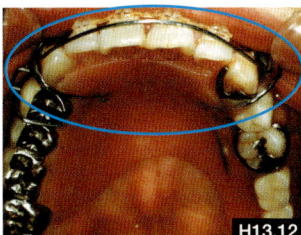

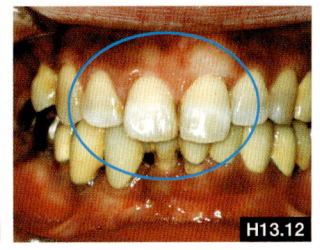

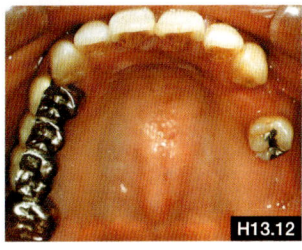

歯周病で前歯を支える骨が吸収されて、前歯の動揺度が大きくなりました。左側の臼歯がありません。
義歯を装着していますが、下の歯が上顎の前歯を突き上げて、前歯が飛び出してしまいました。
奥歯のないケースは、従来のワイヤーの矯正治療の治療の対象ではありませんでした。
なぜなら、アンカーになる歯がないからです。
ところが、床矯正装置は、床つまり入れ歯をアンカーにしているので、矯正治療ができるのです。
唇側から前歯を内側に押す床矯正装置だけで治療は終了しました。
歯が移動した原因は、歯周病なので病状の程度により、保定装置や固定装置が必要になります。
矯正治療が終了した後は、歯周病の管理が大切です。

「歯周病で歯が動いて前歯が開いてきました。」
歯周病の治療は終了しました。でも、前歯の治療はどうするのでしょうか？
1つの治療方法として審美・補綴（ほてつ）治療をおこないました。

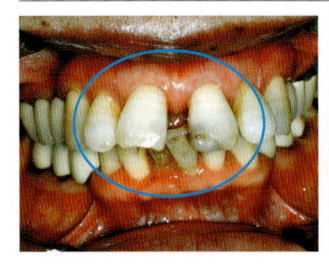

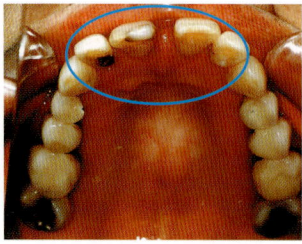

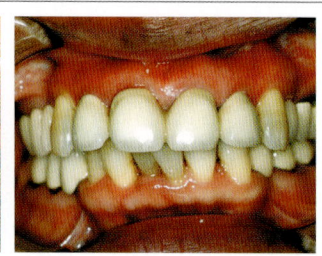

人工歯をかぶせる補綴による治療法の利点は、歯を削るので、早期に治療が終了することです。
歯を削るのに抵抗があれば、歯を動かす矯正治療が治療方法として選択できます。

症例 45　この患者さんはどうしても歯を削りたくないという要望がありましたのでワイヤーでの矯正治療で歯を移動しました。

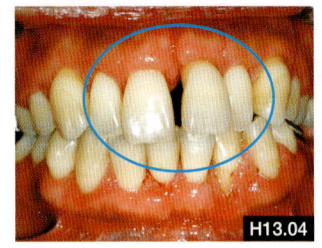

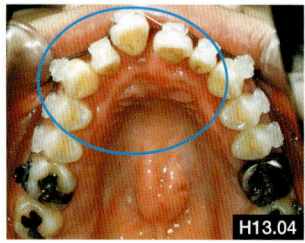

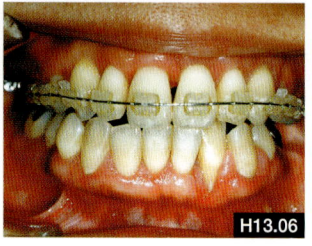

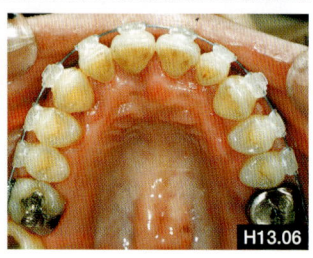

形状記憶合金のワイヤーで、歯を正しい位置に戻すことができました。

症例 46　前歯が動いて重なってきました。このままでは小さな歯を3本作ることになります。

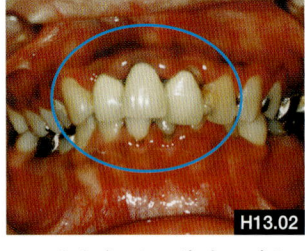

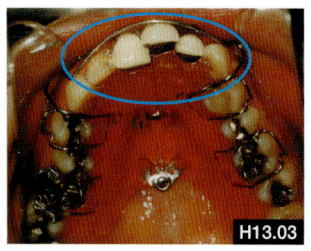

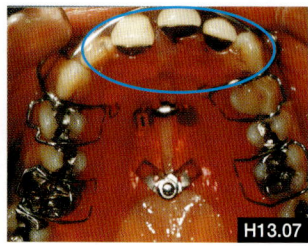

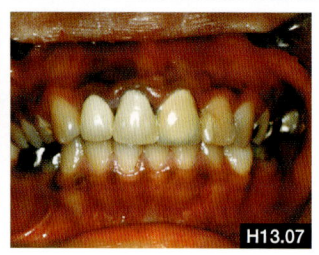

このまま人工の歯をつくれば、細長い歯になってしまいます。歯の軸も曲がったままです。
上顎を拡げて、正しい大きさの歯が入るスペースを作り、歯の軸も修正した後、前歯を治しました。
矯正治療は子どもたちだけの治療ではありません。
歯周病で移動した歯も正しい位置に矯正治療で治すことができます。

症例 47　歯が曲がっているので、ブリッジができません。

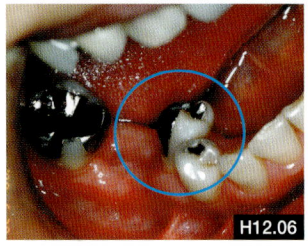

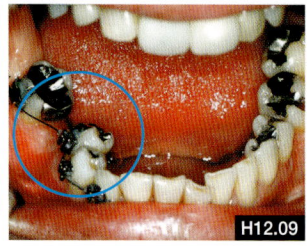

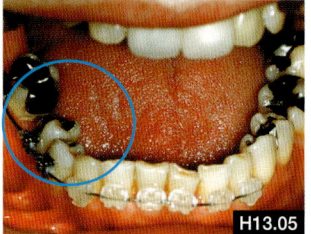

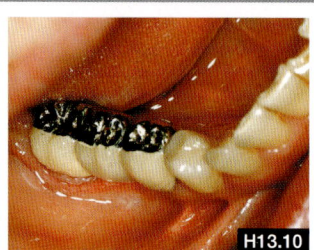

ブリッジを製作するには、土台になる歯が平行でなくてはなりません。
この症例では、小臼歯が舌側に傾いていますから、
このままでは、ブリッジは製作することができません。
この傾いた歯も抜くのが一般の治療です。
傾いた歯を正しい位置に戻す矯正治療をして、ブリッジを作ることも可能です。

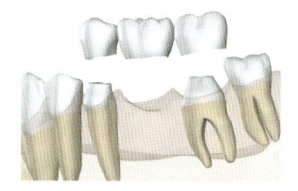

病気をつくっているのは患者さんです。

矯正治療で一番大切なのはリップシール・口を閉じることです。

　顎の発育不足、歯が正しい位置に並べない舌や唇の悪習慣が一番の問題です。正しい歯並びに機械的に治しても、口の機能が回復しなければ、後戻りをしてしまう可能性があります。正しい口腔の機能を保ちましょう。口の姿勢ばかりではなく全身の姿勢にも留意しましょう。

　欧米や日本でも「おしゃぶり」をよく使用しています。「おしゃぶり」は鼻呼吸・リップシールへの幼児の訓練です。しかし、使用期間を間違えると、後日「指しゃぶり」などを発症させる誘因となります。幼児は口元が寂しいと「おしゃぶり」を使用したくなります。この習慣が年齢を増しても残存すると「指しゃぶり」の悪習慣の発症の原因となる可能性があります。乳幼児の時は鼻呼吸を促すのに良い用具ですが、長期の使用は悪習慣の発症原因となりますから、おしゃぶりをやめる時期を考えて使用しましょう。おしゃぶりは年齢に応じたサイズがあり、メーカーが指定した年齢のサイズを使用しましょう。

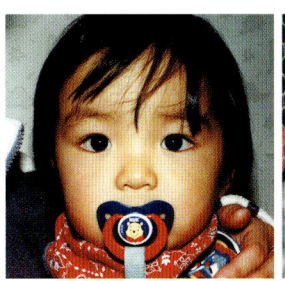

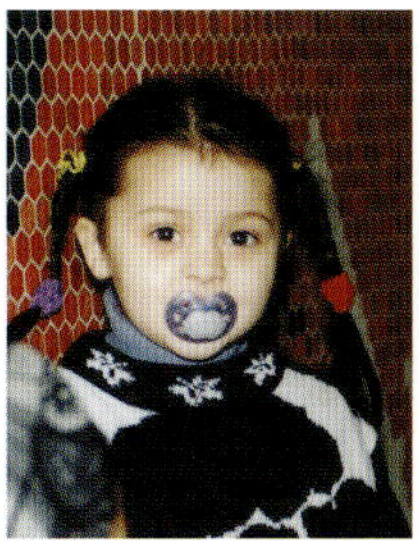

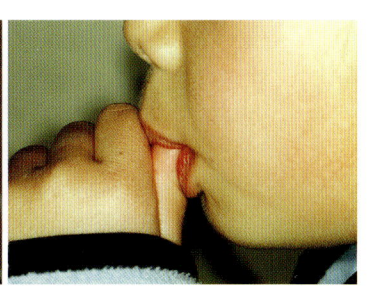

今の歯科治療に患者さんは、満足していますか？

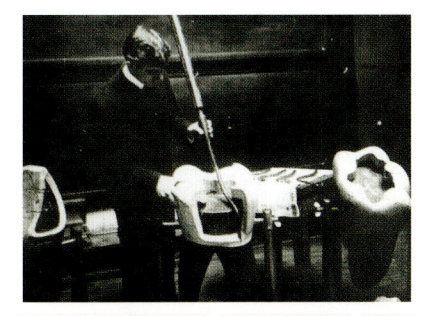

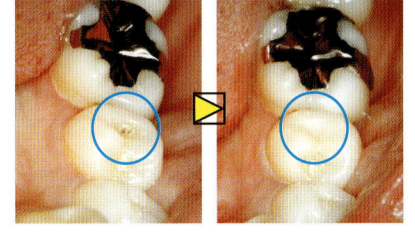

昔は、こんな小さな虫歯では歯科医院に来院しませんでした。
現在は100年前と違い、お母さんの子どもたちに対する関心が高まってます。また、学校でも歯科検診で初期の虫歯の処置治療をするようにと啓蒙しています。しかし、歯科医師の治療の基本が100年前と同じであるならば、大きく歯を削ってしまいます。
これでいいのでしょうか…と思います。
1890年代のアメリカ・ノースウエスト大学の歯科講議風景です。歯を削るデザインは現在のスタイルに近似しています。
それもそのはずです。学問は積み重ねですから…。
今から100年前のDr.ブラックが決めた削り方で現代の歯科大学は教育しています。それでいいのでしょうか？
患者さんの要望に応じた治療をする時代がきています。100年前から比べると現代の歯科の技術も材料も進歩しています。
古きを温めすぎではないでしょうか？

現在の歯科医療は進歩しています。

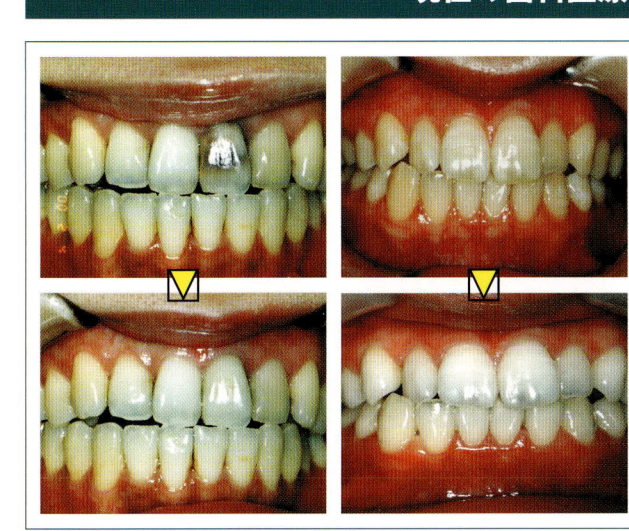

いろいろな処置ができます。あきらめてはいませんか？
歯を削らなくても簡単に漂白ができます。
黒ずんだ歯肉もレーザーでもとの歯肉の色に戻ります。
21世紀は新しい治療方法が開発されています。
主治医の先生に様々な口腔の悩みを相談してみて下さい。

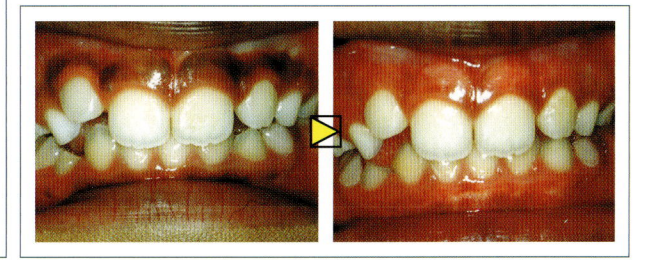

最後に

床矯正研究会が、どのような考え方で、患者さんの治療にあたっているかを知っていただきたいと思い、この小冊子を作成しました。この小冊子を参考にしていただければ幸いです。
治療方法は、1つだけではありません。いろいろな治療方法があります。
患者さんがその治療法の違いを認識して、選択すべき時代にきていると思います。

> 保存的矯正治療を処置するにあたり、以下の事を念頭に治療にあたっています。

1. **矯正治療は口を閉じるリップシールが基本です。** ポカン口は口呼吸になり、舌が下がり、低位舌になります。口を閉じた時に口蓋に着いている舌の姿勢位が大切です。舌圧が低下すると嚥下障害より誤飲を発症させます。ポカン口は下顎を不安定にします。鼻呼吸をしていないことも問題です。
   咬断運動などの食事の環境管理も大切です。 前歯部で正しく咬むことで上顎の歯槽骨を育成します。歯の傾きは歯を支える歯根膜により整います。咬むことで口輪筋・表情筋を活性化させましょう。
   口輪筋・表情筋により顔貌は改善されます。矯正治療対象は歯列と顔貌です。
   全身の姿勢の観察も大切で、身体が不安定だと重心が安定せず頬杖などの悪習癖の発症源になります。
   一般矯正は治療という名目で歯を抜きます。抜かれた歯は元には戻りません。そして、機能の低下が起こります。できるだけ歯を保存する姿勢が大切だと思います。これらに基づいて治療します。基本的には床矯正治療は初期に治療を開始し**非抜歯による治療を大前提としています。**

2. **床矯正の治療方針は、保存的矯正治療を基本としています。**
   歯と顎の大きさがアンバランスで、未発育な歯槽骨を床矯正装置により適切に拡大し、歯を移動することによって解決します。乳歯列期ならば保護者の注意と観察で歯槽骨を育成することも可能です。
   極端に歯がねじれたり、回転していたり、萌出位置異常の場合、多数の歯をそれぞれの方向に**三次元的に移動するケースの場合は、形状記憶合金ワイヤーでの治療を必要とします。**
   いろいろな治療法がありますが、治療方法としては、それぞれの利点、欠点があります。それぞれの治療法を利用して、患者さんの求める治療を決定したいと思います。

3. **床矯正治療は自分で処置する治療法です。** 床矯正装置の**可動や装着条件は患者さんに合わせて設定します。** 装置のネジを回さなかったり、決められた装着を守らなければいつまでたっても改善しません。
   治療期間が過ぎると子どもは成長し、歯列は変化をして治療が複雑になります。

4. **患者さんを「良い顔」に育成することが歯科医師の仕事と考えて治療にあたっています。** 歯並びだけではなく顔を構成している上顎骨と下顎骨の位置関係も顔貌に影響を与えます。歯並びの問題は歯だけではなく、下顎の前後、左右の位置関係も大切です。「良い歯並び」は「良い顔貌」につながる問題です。下顎が後退や過成長すれば顔貌は大きく変化します。

5. 矯正治療は、現在、保険治療の対象ではありません。
   今までの矯正治療の費用は、一般的に高額です。金額によっては、治療の受けられる環境と、治療したくてもできない環境があります。医療に携わるものとして、たいへん憂いを感じます。
   私どもの治療は、多くの患者さんの不正な咬み合わせを治すことですから、**できるだけ早期に治療を開始し、金銭的負担を少なくしたいと考えています。**
   通常の矯正治療は、全顎単位で治療費を設定しています。床矯正治療は床の使用する単位で算定します。
   患者さんの求める部位の処置だけ治療するのが、ヨーロッパの考え方です。日本の多くの矯正専門医は、アメリカの考えを基本にしています。アメリカの治療方法は、すべての歯並びを教条的立場で治療します。その分だけ治療費は、治療の難易度、期間に関わらず、ほぼ同じ金額になります。
   床矯正治療は成長を考慮した治療法なので治療・監視期間は長いです。

6. **早期の治療が大切です。** 保護者がお子さんの口腔を気にするのは5~6歳頃です。その時がチャンスです。**不正咬合にも気をつけましょう。** 犬歯が生える前に治療を終了させましょう。犬歯萌出前の不正咬合の患者の70%は前歯部の問題です。犬歯が萌出し第二次成長期に入ると骨格性の問題になり治療が複雑になります。**矯正治療は歯列の形態を重視する考えに対して、当院は形態だけでなく機能を重要視しています。** 早期の治療開始により上顎だけあるいは下顎だけで終了する治療のケースもあります。
   矯正治療を開始する前には必ずむし歯の治療は終了しておいて下さい。